U0818127

GEI XINLING DAISHANG “KOUZHAO”

给心灵戴上“口罩”

应对新冠肺炎疫情心理疏导

国家精神心理疾病临床医学研究中心
（中南大学湘雅二医院） 编著

主　审：王小平　谭立文
主　编：曹玉萍　张　燕　李卫晖
副主编：高雪屏　蒲唯丹　陈琼妮
秘　书：张　丽
编　者：（以姓氏笔画为序）
王小平　文　川　田　沂　田于胜　李卫晖　杨　峘
肖　奎　何　莉　汪　洋　汪健健　沈屹东　张　丽
张　燕　张小崔　张慧琳　陈旭东　陈琼妮　范　晓
罗兴伟　高雪屏　唐娟娟　黄小军　曹玉萍　梁敉宁
蒲唯丹　谭立文

湖南教育出版社

著作权所有，请勿擅用本书制作各类出版物，违者必究。

图书在版编目（CIP）数据

给心灵戴上“口罩”：应对新冠肺炎疫情心理疏导 /国家精神心理疾病临床医学研究中心（中南大学湘雅二医院）编著. —长沙：湖南教育出版社, 2020.9

ISBN 978-7-5539-7494-1

Ⅰ. ①给… Ⅱ. ①国… Ⅲ. ①日冕形病毒—病毒病—肺炎—心理疏导 Ⅳ. ①R395.6

中国版本图书馆CIP数据核字(2020)第079427号

给心灵戴上“口罩”——应对新冠肺炎疫情心理疏导

国家精神心理疾病临床医学研究中心（中南大学湘雅二医院）编著

策划编辑：汪文达
责任编辑：彭 霞 张艺琼 黄善灵
责任校对：胡 婷 吴 斌
出版发行：湖南教育出版社（长沙市韶山北路 443 号）
网 址：www.bakclass.com
微 信 号：贝壳导学
电子邮箱：hnjycbs@sina.com
客 服：0731-85486979
经 销：湖南省新华书店
印 刷：长沙新湘诚印刷有限公司
开 本：710mm×1000mm 16 开
印 张：19
字 数：273 000
版 次：2020 年 9 月第 1 版
印 次：2020 年 9 月第 1 次印刷
书 号：ISBN 978-7-5539-7494-1
定 价：59.80 元

本书若有印刷、装订错误，可向承印厂调换

序

历史一定会记住2019年迈向2020年的这个严寒的冬天。一场不明原因的流行病迎面袭来，给原本祥和的鼠年春节蒙上了层层阴霾。一时间，病毒与流言齐飞，瘟疫与恐慌并行，大有黑云压城城欲摧之势。武汉封城，武汉告急！

越来越多的人不幸染病，更多的人则紧张、焦虑，甚至恐慌。

恐慌让人惊慌失措、自乱阵脚。恐慌不可取，但恐慌为什么会产生呢？

一种流行病，原因不明、传染途径不清、诊断无据、治疗无方，而且突如其来、来势汹汹，如果再加上流言蜚语的推波助澜，叫人怎能不恐慌？不由得一阵冷噤，让人想起了十七年前那场令人后怕的SARS，难道又是一次历史的轮回？

一夜之间，口罩吃紧，“N95”广为人知。有无知者盲目抢购，也有无良者囤积居奇，连我这个当医生的都一只难求。瘟疫腐蚀人体，流言伤害心灵。口罩护住了身体，那心灵呢？就让它赤裸裸地直面瘟疫么？

殊不知祖国的强大和科学的进步早已今非昔比，鸟枪换炮了。君不见，曾几何时：

我们发现了始作俑者，WHO将其命名为“新型冠状病毒”；

我们发现了病毒主要通过飞沫和密切接触在人群中传播；

我们解密了病毒的全基因组序列，建立了又快又准的核酸检测方法；

我们还摸索出了基础治疗、老药新用、中西结合以及特免血浆等越来越有效的治疗方法。

病因清楚了，传播途径清楚了，诊断方法有了，治疗开始有效了，越来越多的患者康复了，还有什么值得恐慌呢？病毒蚀肺，恐慌伤心啊。

相信科学吧，越是非常时期，越要呼唤科学精神。前方有白衣战士，后方有科学使者。从临床到实验室，不断深入的研究让我们不断深入地认识这种疾病。不仅要让发病率越来越低、治愈率越来越高，还要解除人们的困惑和担忧，卫护人们的心理健康。这一切，都是科学使然，都靠科学使然。

相信国家吧，我们的国家空前强大，请看这场抗疫之战，其规模之大、其速度之快、其动员之广，极其充分地彰显了我们的制度优势、民族优势和文化优势。纵看前所未有，横看天下无双啊！

相信民众吧，我们中国人呀，平时看起来好像很普通、很普通，但在国难当头的关键时刻，绝对是众志成城，一方有难、八方支援。

当然，我们也要敬畏自然，要懂得人生无常的道理。顺其自然是老子提倡的人生态度。在这场疫情中，不管你是幸运还是不幸，都要冷眼看世界，热心度人生。

老子主张慢。他讲的慢，不是凡事慢三拍、上班总迟到、出差总误车，而是遇事要沉着冷静、不慌不忙、有条不紊。

老子讲的慢是一种能力，一种制动的能力，一种掌控节奏的能力。

老子讲的慢是男人的风度，是女人的优雅，是强者的自信，是道家的智慧，也是恐慌的克星。行稳才能致远啊。

失之东隅，收之桑榆。

这场疫情，也带来了一次医学知识的科学普及。男女老少都学会了一些自我防护的方法，比如多通风、勤洗手、戴口罩。

而我们的心灵要如何防护呢？心灵要不要也戴上“口罩”？

显然，我们还急需一次心理健康知识的科学普及。

于是这本书应运而生，正逢其时。

本书的主审、主编和编者都是国家精神心理疾病临床医学研究中心的专家，由他们组成的湘雅二医院国家心理救援队正奋战在武汉抗疫第一线。此时此刻，他们或许行走在医院、方舱、隔离点，或许已脱下沉重的防护服，在书写临床心得、笔记和论述。正是这些鲜活的现场实录组成了本书的各个章节，堪称一本战地集锦。

虽然眼下疫情依然严峻，不过诗人雪莱说过：“冬天来了，春天还会远吗？”

中南大学湘雅二医院精神病学教授

湖南省科普作家协会主席

湖南省人民政府参事

2020年2月

前　言

2019年年末突发的新冠肺炎疫情注定要载入医学史册。当国人渐渐淡忘SARS，医学重心已转向重大慢性病的防治之后，新冠肺炎疫情让人们的目光重新聚焦到重大传染性疾病的防控中。医学史上，当我们对传染性疾病的病原体一无所知或知之甚少时，天花、鼠疫、霍乱等重大传染性疾病，给人类生命健康安全构成了重大威胁。本次突发的新冠肺炎疫情早期，我们对新冠病毒及其传播途径和易感人群不甚清楚，而疫情相关的海量信息却充斥网络、电视等媒体。这些混杂、不确定甚至不乏错误的信息会给大众心理造成哪些影响？早期的焦虑、恐慌是否正常？焦虑、恐慌情绪是否会影响人们关注和接收正面的科学信息？焦虑、抑郁是心理问题吗？出现心理问题是代表心理不够强大，甚至思想出了问题吗？我们有无办法减少或解决这些心理问题？……

医学科学发展至今，上述可以用科学解释的问题并没有被大众广泛理解和接受。精神心理相关的问题更是大众不愿触及的伤疤，我们医务人员自己也是如此。究其原因，极为复杂。鲁迅认为，科学才是治疗思想病的灵丹妙药。（这里的思想病，应该是指思想的迷信和认知的盲从，鲁迅是呼吁人们要用科学武装自己的头脑。）但如何让科学普及大众，深入人心，如何让大众以科学的思维和态度认识和看待这些专业的问题，仍然是我们专业人士面临的重大挑战。

时下，戴口罩已成为一种标配，佩戴口罩可以防止病毒的入侵与传播。那么，我们又该如何来防范弥散在空中的情绪阴霾呢？本书为大家提供一只心灵

“口罩”，让我们在疫情之下和疫情之后，防止心理问题的入侵，守护好我们的快乐心灵家园。

知己知彼，百战不殆。因此，本书分为三篇，共30章。上篇为第1—5章，让我们“知彼”，帮助我们认识新冠肺炎，并对它进行科学防治。中篇为第6—22章，是为“知己”。面对这场重大灾难，人们有相同的心理反应，而不同人群又有自己的个中滋味。因此，本篇以小案例为基础，深入浅出、通俗易懂地分析新冠肺炎对不同人群的心理影响，并给予针对性的心理疏导，让我们紧绷的心灵得以放飞。同时，提供一些简单易行的心理评估方法，分析传统文化对我们的影响，以更好地客观了解和深入认识自我。下篇为第23—30章，为大家准备了各式各样的心灵“口罩”，以便各取所需，自我提高。

国家教学名师、湖南省科普作家协会主席张亚林教授欣然作序，为本书添色不少。参加本书编写的作者绝大多数是国家卫生健康委组建的援鄂心理医疗队的一线精神心理医护人员，他们主动请缨，逆行武汉，参与了武汉方舱医院和新冠肺炎定点治疗医院的一线心理支持和救援工作。作为本次援鄂国家心理医疗队湖南精神医学中心分队队长，感动和感激之情难以言表，我只能每天默默关注并祈祷我们所有队员、全国的一线医护人员和所有患者能平安、健康地回归他们生活的正轨。

感谢你们，我亲爱的战友们！

祝福你们，我亲爱的病友们！

王小平

援鄂国家心理医疗队湖南精神医学中心分队队长

中南大学湘雅二医院精神病学科主任

国家精神心理疾病临床医学研究中心主任

2020年2月于武汉武昌方舱医院

目录

上篇　认识与防治新冠肺炎

第一章

一场没有硝烟的战争

公元2020年的春季，显得那么的漫长与无奈，人们将永远不会忘记，史册也将留下浓墨重彩的一笔。

虽然有煦煦和风、花香鸟语，虽然应该是阖家团圆、欢声笑语，人们却无时不感受到这个春天的寒意格外料峭，刺透全身。因为此时，世间正在上演着一幕幕悲欢离合，人们正在经历着一次次生离死别。一场没有硝烟的战争，不期而至，不宣而战。

人们翘首期盼着胜利的曙光早日来临……

这场战争，不仅侵噬着我们兄弟姐妹的肌体，同时还威胁着我们父老乡亲的心灵。

一、突如其来的新冠肺炎

对人类宣战的，是一个不速之客，一种不明原因的肺炎，后来被称为“新型冠状病毒肺炎（COVID-19）”，简称“新冠肺炎”。

中国被袭击的首战场，是历史文化名城——武汉。被新冠肺炎推到风口浪尖的武汉，一时间，举国上下为之动容；一时间，举世为之瞩目。

疫情的扩散远远超乎人们的预想。对于迅速扩散的疫情，武汉和全国各地迅速做出积极响应。

2020年1月23日，武汉市疫情防控指挥部正式发出指令，全市城市公交、地铁、轮渡、长途客运暂停运营；无特殊原因，市民不要离开武汉，机场、火车站离汉通道暂时关闭。

2020年1月23—25日，浙江、广东、湖南、湖北、安徽、天津、北京、上海、重庆、云南、四川、山东、贵州、江西、广西、河北、福建、江苏、海南、新疆、黑龙江、河南、甘肃、辽宁、山西、陕西、青海、吉林、宁夏、内蒙古决定启动重大突发公共卫生事件省级一级应急响应。

2020年1月27日，国家卫生健康委发布《新型冠状病毒感染的肺炎疫情紧急心理危机干预指导原则》，要求将心理危机干预纳入疫情防控整体部署。

2020年1月29日，西藏启动重大突发公共卫生事件一级响应。至此，我国有31个省份启动重大突发公共卫生事件省级一级应急响应。

世界卫生组织也做出了积极的反应。

2020年1月31日，世界卫生组织宣布新冠肺炎疫情构成“国际关注的突发公共卫生事件”。

2020年2月29日，中国-世界卫生组织新型冠状病毒肺炎（COVID-19）联合考察报告发布。报告认为，面对前所未知的病毒，中国采取了历史上最勇敢、最灵活、最积极的防控措施，尽可能迅速地遏制病毒传播。

随着疫情的迅速发展，武汉的各大医院人满为患，无法满足救治的需求。为了达到“应收尽收”，于是：

2020年1月23日，武汉参照SARS期间北京小汤山医院模式，建设火神山医院。

2020年1月25日，武汉决定在火神山医院之外再建一所“小汤山医院”——雷神山医院。

2020年2月3日，武汉连夜建成三所“方舱医院”，专门用于收治轻症患者。

……

2020年2月28日，国务院新闻办公室在武汉举行新闻发布会，称已建成16个方舱医院。

令人欣慰的是，方舱医院实现了零感染、零死亡、零回头。随着疫情逐渐得到控制，2020年3月1日，硚口武体方舱医院成为武汉首家休舱的方舱医院，3月10日，武汉投入运营的方舱医院全部休舱，顺利完成使命。

二、武汉艰难之举——封城

2020年1月23日，除夕的前一天，大家都在欢天喜地地收拾行囊，准备回家与亲人团聚。然而，对于武汉、对于武汉同胞来说，这却是一个极不寻常的艰难日子……

武汉，中国版图上的“天元之城”，有着得天独厚的区位优势和不可替代的交通枢纽地位。素有“九省通衢”之称的武汉，武汉长江大桥联系南北，水陆空交通发达，呈现出“十里帆樯依市立，万家灯火彻夜明”的盛世图景。武汉地处长江黄金水道与京广铁路大动脉的十字交会点，是中国中部水陆交通枢纽；以武汉为中心的高铁网络覆盖大半个中国，武汉堪称中国的“高铁之心”；武汉天河机场航线网络实现了五大洲全覆盖。

然而，月有缺时花有残，世间乐事难双美。新冠病毒在中国选择首战武汉，想必是早已有了自己的“得意算盘”。它瞄准了自己的生存空间，选准了自己的发展时机，以得“地利天时”：它选择了一个拥有1 100万常住人口和交通畅通之区位优势的大城市，选择了一个人潮涌动的春运高峰时节，从而得以繁衍壮大。呜呼！可怜我的武汉同胞们，猝不及防，以致身陷困境，骨肉分离，让人泪流不止，焦心牵挂。

2020年1月23日凌晨，武汉市疫情防控指挥部研判了当时的疫情防控形势，作出部署，采取了最为严厉的防疫措施——封城！

封一座城，护一国人！武汉同胞做出了巨大的牺牲，这是何等的担当！

2020年1月23日，我们将永远铭记这一天，英雄城市武汉向全世界展现出了自己强大的社会责任感！

人类历史上的封城，其原因不外乎人祸和天灾，诸如古代战争中的围城之困和欧洲中世纪黑死病的集中暴发。中国近代史上的一次封城，要追溯到约110年前的清末。

1910年10月，满洲里突然出现烈性传染病——鼠疫，11月初即传至哈尔滨。这场大瘟疫席卷整个东北，持续6月余。一开始，人们认为罪魁祸首是老鼠，但大规模的杀鼠，效果甚微。疫情震惊了清政府，医学专家伍连德临危受命，直奔东北，成为东三省防疫总医官。经过调查研究得出的结论惊人：东北鼠疫是通过人与人之间的飞沫传染的肺鼠疫。伍连德发明了“伍氏口罩”，提出四种控制方法——封城、隔离、戴口罩、火化感染者遗体，并在东北各地推行。4个月内，这场瘟疫最终得以控制并消灭，尽管如此，它依然夺去了6万余同胞的生命。

如今新冠病毒肆虐，我们在防控过程中也借鉴了伍连德的方法。伍连德何许人也？值得百余年后的现代防疫效仿？

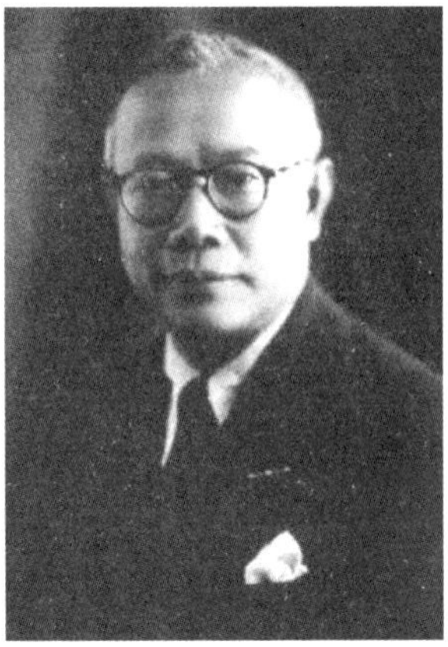

伍连德（1879—1960）

我们应该记住他！伍连德，字星联，祖籍广东新宁（今台山），出生于马来亚槟榔屿。他不但是中国现代医学的奠基人之一，还是剑桥大学第一位华人医学博士，也是诺贝尔生理学或医学奖首位华人候选人。他在我国公共卫生和预防医学方面卓有建树，影响深远，伍连德也因此闻名于世。他同时也是中华医学会的创始人之一，《中华医学杂志》的创办者。更值得钦佩的是，伍连德一生淡泊名利，三次辞官不就：1911年拟任命为民政部卫生司司长、1913年拟任命为卫生署署长，他均未同意；1928年南京政府军医署署长的任命已下达，他最终辞职不就。梁启超先生曾赞誉道："科学输入垂五十年，国中能以学者资格与世界相见者，伍星联（即伍连德）博士一人而已。"伍连德博士身上有一种为国解难的决心和意志，堪称无双国士、医者楷模。

近20年也有封城之举。

2008年5月20日，北川县城封城。汶川大地震过后，北川沦为废墟，一片狼藉，居民伤亡惨重。为防范余震与堰塞湖的风险，以及可能出现的传染病，政府决定封城。

2014年7月16日，甘肃玉门出现鼠疫，玉门老市区及赤金镇实行了持续9天的封城。

……

据2020年2月28日国务院新闻办公室武汉新闻发布会介绍，这次新冠肺炎疫情是中华人民共和国成立以来，传播速度最快、感染范围最广、防控难度最大的重大突发公共卫生事件。钟南山院士此前那句“能不到武汉去就不去，武汉人能不出来就不出来”的建言变成现实的举措。武汉这座伟大的城市，为抗击新冠肺炎疫情做出了巨大的牺牲。

当然，不可否认的是，封城可能会让人们的心灵更加笼罩于乌云之下，紧张与恐慌情绪难免接踵而至……

三、全国各地“逆行”驰援武汉

庚子年的春节注定是不平凡的。这场没有硝烟的战争，牵动着我们每一个人的心。在春节举家团圆之际，来自多个省市的医护工作者、运输工作者、志愿者等，纷纷主动请缨，放弃与家人团聚的美好，无暇顾及自己的生命安全、无暇顾及自己的内心感受、无暇顾及自己的至亲至爱，“逆行”驰援武汉，用他们的大爱谱写着时代的乐章。

一批批医护工作者，从四面八方云集武汉。

2020年1月24日，大年三十，上海、广东派出首批医疗队驰援武汉。

2020年1月25日，大年初一，北京、湖南、山东、四川、浙江、江苏派出医疗队驰援武汉。

2020年1月26日，大年初二，天津、重庆、陕西、河南、辽宁、河北、吉林、山西、河南派出医疗队奔赴武汉。

……

截至2020年3月8日，已有来自全国各地的346支国家医疗队、4.26万名医护人员在荆楚大地上顽强拼搏。

一时间，文弱儒生执金戈驾铁马，与死神赛跑，尽显大将风度；一时间，娇妻弱女披盔戴甲，救死扶伤，尽显巾帼风范。沧海横流，方显英雄本色。一个个坚定的身影，一幅幅美丽的画面，让人肃然起敬、难以忘怀。

84岁的钟南山院士临危受命，挂帅出征。

73岁的李兰娟院士深入重症病房，挺身一线。

“一线岗位全部换上党员，没有讨价还价！”上海市医疗救治专家组组长张文宏一番话，尽显共产党人的责任与担当。

……

还有一个个抢救生命的场景、一双双皱巴巴的手、一张张被口罩磨破皮的脸……我不知道你们是谁，但大家却知道你们为了谁；我不知道你们的名字，但大家都记得你们的模样。你们以身筑墙，以身报国，守护着更多同胞的团圆、平安和幸福。你们是当之无愧的新时代最可敬可爱的人！

2020年3月17日，首批42支国家援鄂医疗队撤离武汉。英雄归来，春暖花开，所幸你们平安凯旋！

永唱不衰的国歌告诉我们，在危难面前：

“把我们的血肉筑成我们新的长城！”

“我们万众一心！”

新冠肺炎疫情当前，中华民族又一次彰显出非凡的智慧和空前的大团结。

四、赢得这场“战疫”胜利的信心

新冠肺炎疫情这场没有硝烟的战争，它不仅仅出现在电视上、微信里，也实实在在发生在我们的身边。中华儿女，人人都有风险，个个都在参战。不幸感染新冠肺炎的人毕竟是少数，而因新冠肺炎疫情受到心理影响的人却有太多太多！人们面对新冠肺炎疫情时出现的紧张、焦虑、担忧，甚至恐慌，同样也是不容忽视的。

人类在遭遇灭顶之灾之前，很少会意识到生命是需要多么理性、冷静与坚毅才可存在。经常可见，生命的消失不仅仅是因为客观的灾难和躯体的羸弱，也可能是因为人类精神的消极和内心的虚弱。

有太多的例子可以说明，人只要充满信心，信心就会变成力量，力量就会创造生命的奇迹。在采访新冠肺炎治愈者的过程中，他们几乎清一色地回答“要保持良好的心态，要充满必胜的信心”。简单粗略的医学解释是，良好的心态与必胜的信心有利于调动全身的免疫力，而身体的免疫力是疾病的天敌。

我们要有信心！纵观古今，面对新冠肺炎疫情，我们有太多充满信心的理由。历史证明，任何一种灾难，不论是鼠疫、SARS之类的瘟疫，还是地震、洪水之类的天灾，最终都是人类的手下败将，无一例外。我们有发达的现代科技，有全球专家联手抗疫，加之我们有强大的国家与政府作为坚强的后盾，相信攻克难关指日可待。

当然，更重要的是，信心源于我们自身。

信心源于理性地看待生命。每个人的生命都来之不易，每个人都是世间独一无二的，因此，任何时候我们都要珍惜生命。然而，生活也是不易的。人生的长河中不乏高山险滩、迂回曲折，大灾大难面前更显生命的脆弱。但是，险滩之后有奔腾，曲折之后有顺流，还有生活中的花前月下、天伦之乐，等等，都给生命赋予了无穷的力量、斑斓的色彩。因此，任何时候都不要放弃生命。

信心源于感性地热爱生活。热爱生活就是一个审美的过程。在热爱中生活，则无处不是自然而富于美的意境，人与人之间都会充满关爱与欢乐，人们会满怀感激地过好每一天。“祸兮福所倚”，大疫期间，少了车马的喧嚣，多了家人的陪伴。换个角度看待事物，或许能更好地享受生活，化除心中负性的坚持，才会远离失落、焦虑与恐惧。

信心还源于在生活中寻找快乐。在禁足无聊时学会自得其乐，在逆境失意时学会苦中作乐。美国著名哲学家约瑟夫·纽顿说：“快乐与不快乐的距离只有0.05厘米。在快乐的时候，我们会变得比较聪明！”快乐让迷惘心灵悟透生命真谛，让愁闷众生重绽开心笑颜!

有我们自身的信心，还有政府的统筹、全球科技的攻关，全民总动员，新冠病毒迟早是瓮中之鳖，最终将步SARS的后尘，灰飞烟灭。

毛主席说得好：

借问瘟君欲何往，纸船明烛照天烧！

我们有信心早日告别这场全人类的大灾难，重见“阳春布德泽，万物生光辉”的美好人间！

（曹玉萍）

第二章

新冠病毒的前世今生

虽然新冠肺炎疫情突如其来且来势汹汹，给人类带来巨大的损失和创伤，但科学家们在很短的时间内找出了病毒元凶。本章重点介绍新冠病毒的发现过程、传播途径，现有的一些对该病毒的研究发现，冠状病毒家族谱系中其他著名的病毒成员和目前已知的非冠状病毒家族谱系中仍给人类造成重大威胁、带来重大损失的一些病毒。

一、新冠病毒的发现与发展

2019年12月27日，湖北省中西医结合医院向武汉市江汉区疾控中心报告不明原因肺炎病例。2020年1月7日，科学家们从患者的支气管肺泡灌洗液中发现了冠状病毒家族的一个新成员，中国及时向WHO分享了这种新型病毒的基因序列信息。2020年1月12日，WHO正式将这种病毒命名为2019新型冠状病毒（2019-nCoV）。2020年2月11日，WHO将这种疾病命名为COVID-19。

要想了解新冠病毒，还得从它的家族说起。冠状病毒是一个大型家族病毒，此前已知有6种可以感染人类的冠状病毒，其中4种较为温和，分别为229E、NL63、OC43、HKU1，会引起人类的普通感冒症状，对人类的伤害并不大；另外2种会对人类造成严重危害的是SARS病毒和MERS病毒。冠状病毒颗粒在电子显微镜下呈球形或椭圆形，也可为多形性，因为其包膜上有多个突起，外形似皇冠而得名。早在1937年，科学家们就从鸡身上分离出冠状病毒，后分离出人体冠状病毒的毒株。下文将介绍冠状病毒家族中几种对人类产生深远影响的病毒。

SARS病毒，感染后能引起严重急性呼吸综合征，也就是我们熟悉的“非典型性肺炎”（简称“非典”）。“非典”于2002年在我国广东省最先发现传染病例，后席卷东南亚并扩散至全球32个国家和地区，至2003年8月基本结束。临床表现为高热、咳嗽、气促、紫绀、严重的急性呼吸窘迫综合征，也可以表现出腹泻、呕吐等消化道症状或头痛、乏力、关节疼痛等。2013年中科院武汉病毒研究所进一步证实中华菊头蝠为SARS病毒的源头，而其他野生动物如果子狸、狐狸等或为中间宿主，被蝙蝠感染后将病毒传播给人类，飞沫传播为其主要传播途径。SARS发病期间具有较强的传染性，特别是造成了医务人员的大量感染。SARS在我国造成了极大的恐慌。WHO2003年8月15日公布的统计数据显示，全球累计SARS病例8 422例，死亡919例，病死率约为11%，其中，中国累计感染病例7 748例，死亡829例。SARS的出现直接影响了之后各地的公共卫生防疫体系。

MERS病毒，又称中东呼吸综合征冠状病毒。最早在2012年发现于沙特阿拉伯，后出现在中东、欧洲多个国家，并曾输入韩国、菲律宾等亚洲国家。2015年5月，我国广东省惠州市也出现1例来自韩国的输入性病例。科学家们发现MERS病毒与蝙蝠身上携带的冠状病毒非常相似，单峰骆驼或为中间宿主，被病毒感染的骆驼在与人接触后导致了病毒的传播。飞沫传播和接触传播为主要的传播途径。MERS临床症状与SARS类似，表现为咳嗽、发热、气促、呼吸困难等呼吸道症状，还包括腹泻、腹痛等消化道症状，严重者可出现肾功能衰竭症状。MERS病情进展快，病死率高，约为SARS的四倍。根据WHO的统计数据，截至

2015年5月全球有1 139例感染，其中死亡431例，病死率高达37. 8%。

本次的新型冠状病毒，就是冠状病毒家族中发现的第7种可以感染人类的病毒。根据国家卫生健康委办公厅、国家中医药管理局办公室印发的《新型冠状病毒肺炎诊疗方案（试行第七版）》，新冠病毒属于β属的冠状病毒，有包膜，颗粒呈圆形或椭圆形，常为多形性，直径为60～140 nm，新冠病毒与蝙蝠SARS样冠状病毒同源性达85%以上。研究发现，新冠病毒与某种蝙蝠身上存在的冠状病毒序列一致性高达96%，穿山甲等一些野生动物或为其中间宿主。2020年3月初，中国某科研团队发现新冠病毒已经开始发生突变，并产生L和S两个亚型。这两个亚型差异性比较大，其中L亚型约占突变的70%，传染性更强，更具有侵略性。这为我们治疗和防控新冠肺炎提供了参考依据，也从侧面说明战胜新冠病毒还有很长的一段路要走。

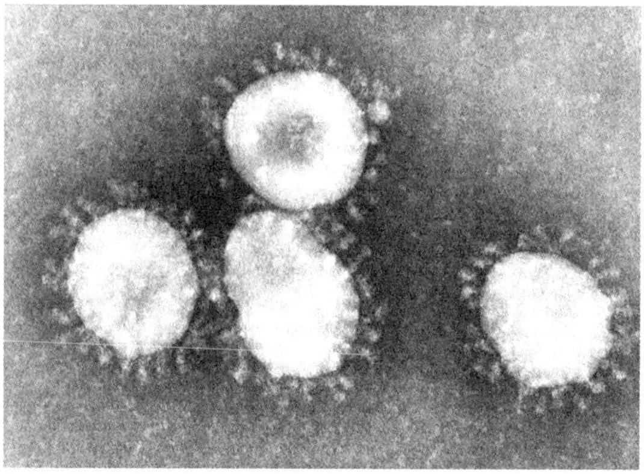

电子显微镜下的新冠病毒

二、一些重要病毒的介绍

病毒在地球上可能已有30多亿年的历史，远远长于人类的数百万年，目前已经有5 000多种病毒被人类所知，还有很多未知的病毒有待发现。可以说人类无时无刻不受病毒的影响，无时无刻不与病毒发生着交互作用。本部分介绍一些迄今为止仍对人类社会产生重要影响的病毒。

（一）流感病毒

流感病毒能够导致季节性流行性感冒，简称季节性流感。临床表现为急性上呼吸道感染，具体表现为发热（多为高热）、咳嗽、鼻塞、流涕、头痛、乏力、肌肉酸痛等，多发生在冬、春季，病程一般持续1～2周。其早期症状和普通感冒症状相似，所以也容易被人们忽视。季节性流感可能会带来严重的并发症，如心肌炎、脑膜炎等，严重时甚至会导致死亡。老年人，孕妇，儿童，有慢性基础疾病者，免疫抑制的个体（如移植手术后的患者，艾滋病、恶性肿瘤患者），医务人员均属于高危人群。根据WHO的推测，全球平均每年有300万～500万人感染严重的季节性流感，其中29万～65万人因此死亡。据美国疾控中心（CDC）公布的数据，2019年9月29日—2020年2月15日，全美已有2 900万人感染季节性流感，1.6万人死亡，其中包括105名儿童。季节性流感也是我国冬、春季常见多发疾病。流感病毒分为甲、乙、丙、丁四种类型，常造成季节性流行的为甲型和乙型。历史上有名的西班牙流感在1918—1919年造成全球2 500万～4 000万人死亡，超出第一次世界大战的死亡人数。接种流感疫苗是目前最有效的预防方式，建议高危人群每年接种灭活流感疫苗。对65岁及以上老年人，幼儿园、中小学学生等重点人群实施流感疫苗免费接种，能显著降低密集场合如学校、养老院等的流感发生率，或减轻感染流感后的病情严重程度，降低并发症的发生率及病死率，缩短流感治疗时程。

（二）登革病毒

登革病毒引发的登革热主要发生在热带和亚热带地区，由携带病毒的伊蚊进行传播。登革热主要表现为高热、严重的头痛和眼球后疼痛、皮疹、淋巴结肿大、肌肉和关节疼痛等。初次感染往往症状较轻，再次感染则可能会引发致命的并发症，即登革热重症，包括腹痛、休克与出血等。儿童为易感人群。根据WHO统计，2010年全球病例总数为220万，到2016年已经增至334万。2019年亚洲多国（主要是东南亚地区）暴发登革热疫情，马来西亚、菲律宾、新加坡、柬埔寨、中国等都有报道病例。拉美地区和非洲地区也未能幸免。历史上我国广东、海南两省出现过几次登革热大流行。近几年，我国云南、广西、福建、台湾等省区都有疫情暴发的报道。目前没有特效治疗手段，早期干预与支持性治疗能有效避免死亡，而有效防蚊灭蚊，是切断登革热传播途径的有效手段。

（三）埃博拉病毒

埃博拉病毒因起源于非洲中部的埃博拉河流域而得名，被称为21世纪最骇人的烈性传染病病毒之一。埃博拉出血热平均病死率在50%以上，在一些非洲国家，受战争、医疗卫生条件的影响，病死率甚至高达90%。自1976年以来，非洲多国多次暴发埃博拉病毒疫情，其中以2014—2016年在几内亚、利比里亚、塞拉利昂等国暴发的疫情最为惨烈。2014年8月，WHO宣布该次疫情为“国际关注的突发公共卫生事件”，疫情期间造成上万人死亡，其中包括大量医务人员，这导致当地医疗系统瘫痪，并给社会经济发展带来极大损失。埃博拉病毒的传播方式是与患者的体液直接接触，其中血液、排泄物、呕吐物等的感染性最强。患者出现出血热样表现，包括头痛、发热、关节疼痛、严重呕吐及多发性出血、内脏出血等症状。由于非洲当地有特殊的丧葬文化，遗体火化不符合当地丧葬风俗，可能会受到阻挠；而在葬礼上需碰触死者等习俗又可能造成病毒的二次传播。

WHO组织世界各国对西非国家进行援助，抗击疫情，我国亦进行了多批次紧急人道主义援助，派出专家组成员和医护人员上千人次，援助了大量物资，在当地协助建设隔离病房等。可喜的是，埃博拉病毒疫苗已经研制成功并在2019年获准上市。目前西非国家仍有小范围的埃博拉病毒暴发，感染人数已较2014年减少很多，但病死率仍居高不下。受当地地缘政治等因素的影响，大范围推行疫苗接种仍然困难重重。

三、新冠病毒的传播途径

2020年1月20日，国家卫健委发布1号公告，将新型冠状病毒感染的肺炎纳入《中华人民共和国传染病防治法》规定的乙类传染病，并采取甲类传染病的预防、控制措施，将新型冠状病毒感染的肺炎纳入《中华人民共和国国境卫生检疫法》规定的检疫传染病管理。基于新冠病毒的传播途径等多方面的特征，将新冠病毒肺炎纳入传染病，便于对此病的防控。

根据新冠病毒的传播途径，可以进一步把新冠病毒宿主分为自然宿主、中间宿主和终宿主。自然宿主是指除人以外，病毒天然栖息和繁殖的生存环境。中间宿主，顾名思义是指中间阶段的宿主，原本寄生在自然宿主上的病毒寄生到另外一个宿主上，并且能够通过这个宿主进一步传递给终宿主。由于新冠病毒结构简单，一开始缺乏直接感染人类（终宿主）的能力，但可以通过进化如基因重组、基因适应性突变等，感染中间宿主，而后获得感染终宿主的能力。

那么新冠病毒最开始是谁传给谁的呢？它的自然宿主是谁？这一直是困扰着大家的问题。新冠病毒是一种动物源性病毒，目前的全基因组基因序列系统进化分析结果显示，蝙蝠极有可能是该病毒的自然宿主，但中间宿主尚未查明。根据目前的相关研究，新冠病毒的中间宿主可能是蛇、穿山甲、水貂或龟类。

人类是新冠病毒的终宿主，新冠病毒存在人传人现象，即人际传播。那么，此病毒又是怎么在人群中传播的呢？新冠病毒在无防护下通过飞沫和密切接触在感染者和被感染者之间发生传播。目前尚无新冠病毒通过空气传播的报告，且根据现有证据，也不认为空气传播是主要传播方式，但在医疗机构中也许存在因医疗操作产生气溶胶而发生空气传播的可能。粪便排毒已在一些患者中得到证实，少数病例的粪便中还发现了活病毒，但根据现有证据，粪—口传播似乎并不是新冠病毒的主要传播方式，其在新冠病毒传播中的地位和作用仍待明确。

新冠病毒存在人际传播，不同地域存在相应的特点。在中国，新冠病毒的人际传播主要在家庭中发生，所以存在较多的家庭聚集性发病。在武汉，疫情早期的某个时段，部分病例间发生了人际传播，随后在一系列控制措施实施前发生了社区暴发并全城扩散，再随着大规模人口流动，从武汉进一步辐射到湖北省和中国大部分地区，这时病毒的传播系数（R_0值）高达2～2.5。在湖北除武汉以外地区，其中紧邻武汉的地区（孝感、黄冈、荆州和鄂州）传播程度低于武汉；其他地区由于交通管制后与武汉的交通联系不紧密，且人流不畅，新冠病毒的传播动力学与全国其他地区的动力学更为接近。在中国除湖北以外地区，由于采取了严格隔离和增大社交距离的控制措施，有效减少了新冠病毒的传播。

同时，新冠病毒在不同情况下也有不同特点。对于儿童，数据表明，18岁及以下人群的罹患率相对较低（占所有报告病例的2.4%），儿童病例多是通过追踪成人病例家庭密切接触者的时候发现的，是否存在儿童传染成人的情况还需进一步研究。在一些特殊场所，如医疗机构、监狱和其他封闭场所也发生了疫情，但这不是疫情扩散的主要驱动因素，大多数医务人员感染是在武汉发生疫情暴发早期，这与当时应对这种新疾病的经验和物资较为缺乏密切相关。

由于新冠病毒是一种新发现的病原体，人群普遍缺乏免疫力，几乎人人易感。其传播途径及在不同状态下的传播特点，需要进一步进行科学研究。

（张丽　文川）

第三章

新冠肺炎的临床诊治

自武汉暴发不明原因肺炎后，我国其他地区也相继发现了此类病例。随着对此疾病认识的逐步加深，我们开始意识到这种肺炎由一种新的冠状病毒感染所致，2020年2月7日，国家卫健委将其命名为“新型冠状病毒肺炎”，简称“新冠肺炎”。但是经过对许多病例的发病特点进行研究发现，许多轻症患者没有肺炎的表现，故2020年2月11日，WHO将其命名为“2019冠状病毒病（COVID-19）”。此后国家卫健委发布通知，采用WHO确定的英文名称，中文名称则保持不变。

这种新的冠状病毒具有较强的传染性，同时人群对这种病毒普遍缺乏免疫力，不管是免疫功能较弱的老年人或儿童，还是免疫功能正常的中青年人，均有感染新冠肺炎的可能。根据目前对已感染病例数据的研究分析，新冠肺炎几乎人人易感。

那么，新型冠状病毒肺炎究竟有什么临床表现，该如何检测，如何确诊，如何鉴别，如何治疗，治疗后何时可以解除隔离出院呢？让我们向您一一道来。

虽然本章难免有一些生僻的医学专业术语和英文缩写，也无妨我们获得对新冠肺炎这个不速之客的粗浅了解。

一、新冠肺炎的临床特点

平时，当我们出现发热、咳嗽、乏力、鼻塞、流涕等其中一种或几种症状时，我们会推测自己可能得了普通感冒或者其他上呼吸道感染性疾病，因为大部分上呼吸道感染性疾病都会有这几种症状出现。大家可能会选择在家吃药自行解决，也可能会去诊所、医院就诊。而在疫情时期，当出现上述症状时，我们可能会极度担心自己是否感染了新冠病毒，会犹豫是否需要立即去医院就医，毕竟在这个时期，减少外出就是最好的防护措施之一。因此，这需要我们对新冠肺炎的临床特点有一定的认识，以初步判断自己是否有感染本病的可能，是否需前往定点医院进行就诊及排查。

（一）流行病学史（或接触史）

首先，新冠病毒主要是在无防护下由新冠肺炎患者通过呼吸道飞沫和密切接触传播，在相对封闭的环境中长时间暴露于高浓度气溶胶情况下，存在经气溶胶传播的可能。由于已在确诊患者的粪便及尿液中分离出新冠病毒，故粪便及尿液对环境污染也有造成气溶胶或接触传播的可能。目前所见传染源主要是新型冠状病毒感染的患者，无症状感染者也可能成为传染源，潜伏期为1～14天，多为3～7天。所以当出现发热、干咳、乏力等症状后，你需要仔细回想此前14天内是否去过有新冠肺炎患者的地区，是否有接触新冠肺炎患者的可能。（具体流行病学史情况见本章“临床医生是如何确诊新冠肺炎的”）

（二）临床表现

根据目前对大量临床病例的观察发现，新冠肺炎缺乏其特有的症状，一般与平常的上呼吸道感染性疾病较难区分。新冠病毒感染后的主要表现包括畏寒、寒战、发热、干咳、气短乏力，以及鼻塞、流涕、咽喉疼痛、头痛、肌肉疼痛、突然失去嗅觉或者味觉和腹泻等症状。大部分患者症状较轻，可以仅表现为低热、轻微乏力等，没有肺炎的表现。少数患者病情危重。重症感染的患者通常在发病一周后出现呼吸困难和／或低氧血症，严重者可快速（约8.5天）进展为急性呼吸窘迫综合征、脓毒症休克、难以纠正的代谢性酸中毒和出凝血功能障碍及多个器官功能的衰竭等。

从目前收治的病例情况来看，多数患者是能够逐渐好转痊愈的，但是老年人和有慢性基础疾病（高血压、糖尿病、冠心病、慢性阻塞性肺疾病、各种肿瘤等）者往往病情较重。以前发现儿童病例较少，所以在较早的报道中其症状相对较轻，临床表现相较于成年患者多不典型，主要为呕吐、腹泻等消化道症状或仅表现为精神弱、呼吸急促。但2020年5月以来国外相继报道了一系列新冠病毒感染后儿童出现严重的多系统炎症综合征或者川崎样疾病综合征的病例，主要表现为持续发热和低血压、多器官系统（如心脏、胃肠道、肾脏、血液系统、皮肤和神经系统）受累及炎症标志物升高，需要高度关注。患有新冠肺炎的孕产妇临床过程与同龄患者相近。

（三）实验室检查

实验室检查主要包括对呼吸道分泌物、血液、大小便的检查，这些不仅具有辅助诊断新冠肺炎的作用，还有利于临床医生评估患者的病情严重程度。

1. 一般检查

通过对大量病例的临床观察及总结，新冠肺炎患者在疾病早期时的外周血白细胞总数可能正常或减少，可见淋巴细胞计数减少，部分患者会出现肝酶、乳酸脱氢酶（LDH）、肌酶和肌红蛋白增高的情况。某些病情危重的患者可见肌钙蛋白增高。多数新冠肺炎患者的C反应蛋白（CRP）和血沉（ESR）升高，降钙素原正常。病情严重者可以出现D-二聚体升高、外周血淋巴细胞进行性减少。重型、危重型患者常有炎症因子升高。

2. 病原学及血清学检查

病原学检查：采用逆转录聚合酶链式反应（RT-PCR）或/和高通量测序（又名一代测序，NGS）的方法在鼻咽拭子、痰和其他下呼吸道分泌物、血液、粪便等标本中可检测出新型冠状病毒核酸。（鼻咽拭子是最常用的检测新冠病毒核酸的样本，但最近有研究表示，咽漱液用于新冠病毒核酸检测，准确率高于鼻拭子。）标本采集后尽快送检。

血清学检查：新型冠状病毒特异性IgM抗体多在发病3～5天后开始出现阳性，IgG抗体滴度恢复期较急性期有4倍及以上增高。

（四）胸部影像学

胸部影像学是帮助临床医生判断就诊人员是否感染新冠肺炎的另一有力武器，在这次疫情暴发后，全国有很多影像专家前往一线开展工作。那么新冠肺炎患者的胸部影像有哪些表现或特征呢？

我们知道，胸部影像学检查包括胸部X线、肺部CT，针对新冠肺炎的胸部影像学检查以肺部CT检查为主。经过对大量确诊病例的肺部CT进行总结，发现比较有特征的CT表现是：早期出现以肺外带为主的多发小斑片影及间质改变，随着病情的进展，病灶逐渐增多，病变的范围逐渐扩大，发展为双肺多发磨玻璃影、浸润影，严重者可出现肺实变，但胸腔积液少见。《军队支援湖北医疗队新型冠状病毒感染疾病诊疗方案（试行第一版）》中提到，危重患者胸部CT呈现双肺弥漫、受累面积大、突变多等特点，少数患者可表现为“白肺”。

二、临床医生是如何确诊新冠肺炎的

在新冠肺炎疫情扩散的特殊时期，当有人因为出现发热、乏力、干咳等临床表现前去医院就诊时，医生需要结合其流行病学史和临床表现进行综合分析。这就要求大家在就医时不仅需要告知接诊医生自身的症状，还需主动告知自己近期的活动范围情况及近期所接触的家庭成员、亲朋好友、工作伙伴等的健康状况。

而医生在接诊发热、乏力、干咳的患者时，首先需要根据其流行病学史及临床表现（症状、实验室检查、影像学检查）等综合判断其是否为疑似病例。确定为疑似病例后，医生再进行病原学的检查（核酸检测、病毒基因测序、病毒抗体检测等）来确定是否为确诊病例。

（一）疑似病例的诊断

医生需要结合以下流行病学史和临床表现综合分析。

1. 流行病学史

（1）发病前的14天内有到有病例报告社区的旅行史或居住史——医学上称为疫区接触史；

（2）发病前的14天内与新型冠状病毒感染者（核酸检测阳性者）有接触史——医学上称为确诊病例接触史；

（3）发病前的14天内曾接触过来自有病例报告社区的发热或有呼吸道症状的患者——医学上称为疑似病例接触史；

（4）聚集性发病，是指2周内在小范围如家庭、办公室、学校班级等场所，出现2例及以上发热和/或呼吸道症状的病例。

2. 临床表现

（1）有发热和/或呼吸道症状（干咳、咳痰、气短等）；

（2）具有新型冠状病毒肺炎影像学特征；

（3）发病早期，血常规表现为白细胞总数正常或降低，淋巴细胞计数正常或减少。

根据国家卫健委发布的《新型冠状病毒肺炎诊疗方案（试行第七版）》，具有流行病学史四条中任何一条，并且符合临床表现中任意两条，可以诊断为疑似病例；如果没有明确的流行病学史，但三条临床表现均符合，也可以诊断为疑似病例。

（二）确诊病例的诊断

疑似病例进行病原学检查后，如果具备以下病原学或血清学证据之一者可以诊断为确诊病例：

（1）实时荧光RT-PCR检测新型冠状病毒核酸阳性；

（2）病毒基因测序，与已知的新型冠状病毒高度同源；

（3）血清新型冠状病毒特异性IgM抗体和IgG抗体阳性；血清新型冠状病毒特异性IgG抗体由阴性转为阳性或恢复期较急性期4倍及以上升高。

三、新冠肺炎的临床分型

新冠肺炎确诊患者病情轻重不一，治疗方案亦不一样，因此为了方便管理和治疗，我们需要将新冠肺炎患者根据病情的轻重程度进行分型。

目前主要分为以下四种类型：

（一）轻型

新冠肺炎轻型患者是指临床症状轻微、影像学未见肺炎表现的患者。

（二）普通型

新冠肺炎普通型患者是指具有发热、呼吸道症状且影像学可见肺炎表现的患者。

（三）重型

当新冠肺炎成人患者符合下列任何一条，均应按重型新冠肺炎患者管理：

（1）呼吸急促，呼吸频率（RR）≥30次 / 分；

（2）静息状态下，指氧饱和度≤93%；

（3）动脉血氧分压（PaO_2）/吸氧浓度（FiO_2）≤300 mmHg（1 mmHg=0.133 kPa），高海拔（海拔超过1 000米）地区应根据以下公式对PaO_2/FiO_2进行校正：PaO_2/FiO_2×［大气压（mmHg）/760］。

肺部影像学显示24～48小时内病灶明显进展>50%者按重型管理。

儿童患者符合下列任何一条，均应按重型新冠肺炎患者管理：

（1）出现气促（＜2月龄，RR≥60次/分；2～12月龄，RR≥50次/分；1～5岁，RR≥40次/分；＞5岁，RR≥30次/分），除外发热和哭闹的影响；

（2）静息状态下，指氧饱和度≤92%；

（3）辅助呼吸（呻吟、鼻翼扇动、三凹征），发绀，间歇性呼吸暂停；

（4）出现嗜睡、惊厥；

（5）拒食或喂养困难，有脱水征。

（四）危重型

新冠肺炎患者符合以下情况之一者，需按危重型新冠肺炎患者进行管理：

（1）出现呼吸衰竭，且需要机械通气（包括经鼻罩/面罩接呼吸机辅助呼吸、经气管插管、气管切开接呼吸机辅助呼吸）；

（2）出现休克；

（3）合并其他器官功能衰竭需ICU监护治疗。

根据《中国-世界卫生组织新型冠状病毒肺炎（COVID-19）联合考察报告》，约80%的实验室确诊病例为轻型和普通型，13.8%的患者为重型，6.1%的患者为危重型。

无症状感染病例目前已有报告，但是在临床中我们发现，即使某些病例在报告时无症状，随着病情的发展，也会逐渐出现相应的临床症状。真正的无症状感染者比例不明确，早期相对罕见，故未单独分型。但最近国外对临产的孕妇（215例）进行新冠病毒普查时发现，无症状感染者（29例）是新冠肺炎患者（4例）的7. 25倍。

四、重型、危重型新冠肺炎患者的临床预警指标

新型冠状病毒肺炎患者往往病情进展迅速，因此在临床诊治的过程中，应加强普通型患者重症化的早期预警。专家提出，应积极加强患者的临床监测，当患者出现以下情况时，要引起医生的特别注意：

（一）成人

（1）外周血淋巴细胞进行性下降；

（2）外周血炎症因子如IL-6、C反应蛋白进行性上升；

（3）乳酸进行性升高；

（4）肺内病变在短期内迅速进展。

（二）儿童

（1）呼吸频率增快；

（2）精神反应差、嗜睡；

（3）乳酸进行性升高；

（4）影像学显示双侧或多肺叶浸润、胸腔积液或短期内病变快速进展；

（5）3月龄以下的婴儿或有基础疾病（先天性心脏病、支气管肺发育不良、呼吸道畸形、异常血红蛋白、重度营养不良等），有免疫缺陷或低下（长期使用免疫抑制剂）。

《上海市2019冠状病毒病综合救治专家共识》指出，老年（年龄＞65岁），伴有基础疾病，CD4+T淋巴细胞数＜250/μL，血IL-6水平明显上升，2～3 d肺部影像学检查发现病灶明显进展＞50%，乳酸脱氢酶（LDH）＞2倍正常值上限，血乳酸≥3 mmol/L，代谢性碱中毒等均是重症化的早期预警指标。

五、新冠肺炎需要与哪些疾病相鉴别

临床上，很多疾病在某些方面都有相似性，比如发热、咳嗽等症状，在普通感冒、流行性感冒、新冠肺炎中均可以出现。因此有类似临床症状的病人前来就诊时，医生还需要准确地将本病与其他临床表现相似的疾病鉴别开来。

那么新冠肺炎需要与哪些疾病相鉴别呢？

轻型的新型冠状病毒感染需与其他病毒引起的上呼吸道感染相鉴别。新冠肺炎主要与流感病毒、腺病毒、呼吸道合胞病毒等引起的其他已知病毒性肺炎及肺炎支原体感染鉴别，尤其是对疑似病例要尽可能采取包括快速抗原检测和多重PCR核酸检测等方法，对常见呼吸道病原体进行检测；还要与非感染性疾病，如血管炎、皮肌炎和机化性肺炎等鉴别。

六、新冠肺炎该如何治疗

在疫情时期，无论是2003年的“非典”还是如今的新冠肺炎，我们都渴望有针对相应病毒的特效药出现。新冠肺炎出现后，特效抗病毒药物的研制一直是大众关注的焦点，很多人期待特效药早日到来，但是研制特效药的过程并没有那么简单。

目前我们对新冠肺炎患者的治疗措施包括治疗场所的选择、轻型和普通型患者的一般治疗、重型和危重型患者的个体化方案治疗。所有的药物治疗均需在医生的指导与观察下使用。

（一）根据病情确定治疗场所

因为新冠肺炎具有较强的传染性，所以隔离治疗是防止疫情进一步扩散的基础，且是非常重要的一环。疑似及确诊病例应在具备有效隔离条件和防护条件的定点医院隔离治疗。因为疑似病例中可能存在本病患者，也可能存在并没有感染本病的其他患者，所以疑似病例应单人单间隔离治疗，防止相互传染。确诊病例可以多人收治在同一病室。危重型患者应当尽早收入重症监护室（ICU）治疗。

（二）一般治疗

患者要多卧床休息，同时要加强支持治疗，保证充足热量；治疗中要注意水、电解质平衡，维持人体内环境的稳定；密切监测患者生命体征、指氧饱和度等。

根据病情监测各项指标，如血常规、尿常规、CRP、生化指标（肝酶、心肌酶、肾功能等）、凝血功能、动脉血气分析、肺部影像学等。有条件时可行细胞因子检测。

根据指氧饱和度的变化，及时给予有效氧疗措施，包括鼻导管、面罩给氧和经鼻高流量氧疗；有条件可采用氢氧混合吸入气治疗。

抗病毒治疗：目前对于新型冠状病毒没有特效抗病毒药物。曾经被寄予厚望的瑞德西韦在后来的研究中显示对重症COVID-19无效或临床改善效果不显著，疫苗的研发正在如火如荼地进行。据WHO统计，截至2020年5月15日已有8个COVID-19疫苗正在临床试验阶段。

国家卫健委发布的《新型冠状病毒肺炎诊疗方案（试行第七版）》认为，可试用α-干扰素、洛匹那韦/利托那韦（进一步研究发现，在重症COVID-19成人住院患者中，与常规治疗相比，未观察到洛匹那韦/利托那韦有益）、利巴韦林、磷酸氯喹、阿比多尔进行抗病毒治疗，但需注意药物的不良反应、禁忌症（如患有心脏疾病者禁用氯喹，进一步研究发现，羟氯喹治疗新冠肺炎无效，且副作用显著，羟氯喹/氯喹和阿奇霉素会引起致死性心律失常，建议不要在院外使用羟氯喹治疗COVID-19）以及和其他药物的相互作用等问题。注意用药疗程和及时评估目前所用药物的疗效。口服抗病毒药物原则上倾向于早期用、单独用，但不建议同时应用3种及以上抗病毒药物，出现不可耐受的毒副作用时应停止使用相关药物。对孕产妇患者的治疗应考虑妊娠周数，尽可能选择对胎儿影响较小的药物，以及是否终止妊娠后再进行治疗等问题，并告知情况。

抗菌药物治疗：少部分新冠肺炎患者可能合并细菌感染或出现继发细菌感染时，需要使用抗菌药物。但对大部分患者应避免盲目或不恰当使用抗菌药物，尤其是联合广谱抗菌药物。

（三）重型、危重型患者的治疗

对于重型、危重型患者，总的治疗原则是在对症治疗的基础上，积极防治并发症的出现，治疗基础疾病，预防继发感染，及时进行器官功能支持。

由于重型、危重型患者均会有不同程度的呼吸困难及缺氧，因此需要按医生制定的方案来接受呼吸支持治疗。常用的呼吸支持治疗包括鼻导管/面罩吸氧、高流量鼻导管氧疗、无创机械通气、有创机械通气，并及时评估呼吸困难和（或）缺氧是否缓解。对于严重急性呼吸窘迫综合征患者，可以采取俯卧位通气法，条件许可时，应尽快考虑体外膜肺氧合（ECMO，又称“人工肺”，是用机器代替患者的肺进行呼吸功能来进行呼吸支持）。

危重型患者的肾功能损伤应积极寻找导致肾功能损伤的原因，如低灌注和药物等因素。有肾脏损伤的重症患者（指征包括①高钾血症；②酸中毒；③肺水肿或水负荷过重；④多器官功能不全时的液体管理）可选择连续性肾替代治疗。

随着越来越多的新冠肺炎患者痊愈，康复者血浆治疗也开始用于病情进展较快的重型和危重型患者。其他如糖皮质激素治疗、静脉滴注丙种球蛋白治疗、血液净化治疗、循环支持治疗、肠道微生态调节剂治疗、免疫治疗等措施，应根据患者具体情况来选择是否应用。

对于感染新型冠状病毒肺炎的重型或危重型孕妇来说，应积极终止妊娠，以剖宫产为首选。

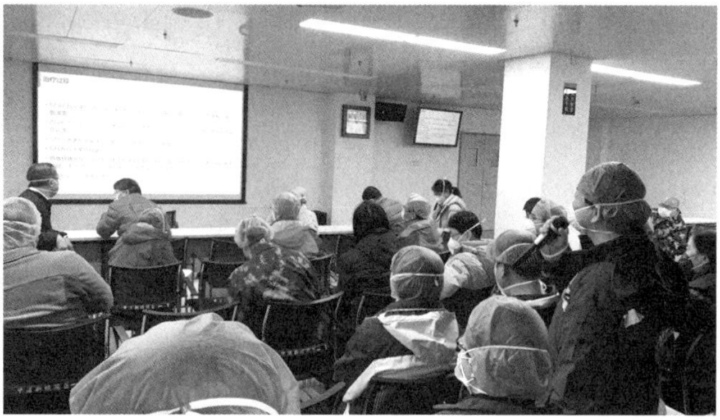

疑难病例的多学科联络会诊（拍摄于华中科技大学同济医院中法新城院区）

（四）中医治疗

根据国家卫健委发布的《新型冠状病毒肺炎诊疗方案（试行第七版）》，处于医学观察期的人群可以选择中药预防治疗。

如乏力伴胃肠不适者可以服用藿香正气胶囊（丸、水、口服液）；乏力伴发热可以服用金花清感颗粒、连花清瘟胶囊（颗粒）、疏风解毒胶囊（颗粒）。

确诊病例可以根据症型和临床表现选择合适的中药方剂进行治疗，如清肺排毒汤等。

恢复期患者也可以根据症型和临床表现选择适当的方剂进行治疗。

总体上，应该根据病情轻重、当地气候特点以及不同体质等情况在中医医师的指导下使用。

（五）心理治疗

新冠肺炎患者常存在焦虑恐惧情绪，如何进行自我心理疏导，如何及时向心理医生求助，本书后续的章节里会详细谈到。

七、解除隔离和出院的条件及解除隔离和出院后的注意事项

我们首先来回答这个问题：什么情况下能解除隔离和出院呢？

根据国家卫健委发布的《新型冠状病毒肺炎诊疗方案（试行第七版）》，当以下四个条件均已达到的时候，就可以解除隔离和出院：

（1）体温恢复正常3天以上；

（2）呼吸道症状明显好转；

（3）肺部影像学显示急性渗出性病变明显改善；

（4）连续两次痰、鼻咽拭子等呼吸道标本核酸检测阴性（采样时间至少间隔1天）。

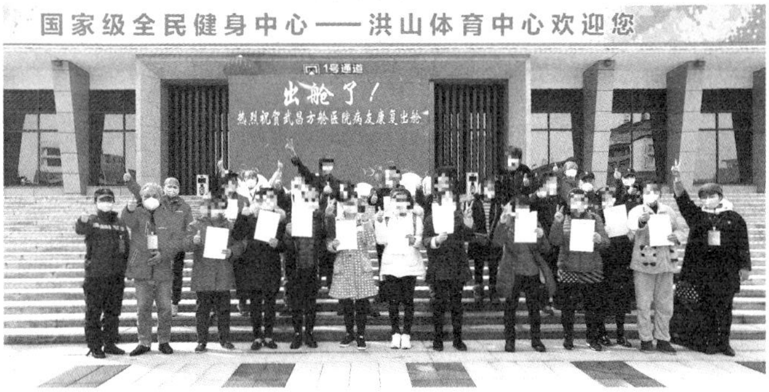

又迎来一批出院患者（拍摄于武汉武昌方舱医院）

注：出院者每人手持自己的出院证明，开心地走出方舱，迎接新的生活。

感染新冠肺炎是不幸的，住院隔离的生活又异常枯燥，患者的内心充满了焦虑和担心，被宣告治愈出院的那一刻，心中的石头总算落下，但是，别急着高

兴，还有一些事情需要注意。患者出院时，所属定点医院会安排送患者回其居住地，并与居住地居委会、居住地基层医疗机构联系交接。

患者出院后，因恢复期机体免疫功能低下，仍有感染其他病原体的风险，建议继续进行14天的隔离管理和自我健康状况检测。无论是居家隔离还是外出都应佩戴好口罩，注意保暖，避免着凉。有条件的居住在通风良好的单人房间，减少与家人的近距离密切接触，分餐饮食，做好手部卫生，避免外出活动。建议既往感染过新冠肺炎的患者在出院后第2周、第4周到医院随访、复诊，并根据医生的要求，完善相关检查，排除隐患。

专家建议，出院患者的康复目标应以改善肺功能为主，循序渐进提高体能，重建健康心理及生活方式；同时，摄取科学合理的营养膳食以有效改善营养状况，增强免疫力。

（1）能量摄入要充足，每天摄入谷薯类食物250～400 g；

（2）多吃新鲜蔬菜和水果，每天蔬菜摄入量为500 g以上；

（3）保证充足饮水量，每天1 500 ～2 000 ml；

（4）坚决杜绝食用野生动物，少吃辛辣刺激性食物；

（5）对于饮食较差、进食不足的患者以及老年和慢性病患者，可以通过营养强化食品、特殊医学用途食品和营养素补充剂补充营养；

（6）保证充足的睡眠和适量身体活动，每天身体活动时间不少于30分钟。

以上建议有利于出院患者更快恢复，重返家庭和社会。

（肖奎　王瑶辉　朱芷若）

第四章

新冠肺炎的防治

这次新冠肺炎疫情无论是对个人、家庭还是社会都影响巨大，不仅造成了经济上的损失，还造成了不同程度的生理和心理创伤。正确地认识新冠肺炎，了解新冠肺炎的传播方式，熟悉新冠肺炎的防治措施，加强对新冠肺炎患者的护理和隔离，对增强我们抗疫的信心，缓解或消除我们面对疾病和疫情时的焦虑、恐惧等负面情绪和心理，以及最终战胜疫病，具有积极的作用。

一、预防新冠肺炎的注意事项

（一）日常生活

1. 衣

新冠肺炎流行期间，气温比较低，太阳紫外线不强，适合病毒在外界存活，此时也是流感高发季节，要根据当地气温适时增添衣物，以保温、透气、舒适为原则。在气温短暂升高或者运动量加大时，需适当减少衣物，避免大量出汗。发现衣服汗湿了要及时更换，并增加饮水量，及时补充水分和盐分。

2. 食

保持合理的饮食和均衡的营养对于维持我们身体的正常机能及免疫力非常重要。每天摄入高蛋白类食物，包括鱼、肉、蛋、奶、豆类和坚果等，尤其要确保每天吃新鲜蔬菜和水果。适量多饮水，每天不少于1 500毫升。食物种类、来源及色彩丰富多样，不要挑食偏食，注意荤素搭配。保证营养充足，既要吃饱，又要吃好。不要接触和食用陆生野生动物。外出购买食物回家后一定要记得洗手，用含75%酒精的洗手液进行手消毒。水果在食用前要进行消毒清洗，可以用50 ppm的二氧化氯溶液浸泡5～10分钟，既可有效杀灭大部分病菌病毒，还可以分解一些残留的有机磷农药。二氧化氯本质上属于过氧化物，可制成高水平消毒剂，本身无致癌、无致畸、无致突变作用，其溶液气味不大，刺激性不强，干燥后无残留，还可用于饮用水消毒，使用安全。此外，过氧化物类的消毒剂，用来消毒水果都比较安全，比如双氧水、过碳酸钠这类消毒剂通常也能有效杀灭病毒病菌。

3. 住

新冠肺炎疫情期间，如无必要，尽量不要外出。长时间居住家中，保持居住环境的卫生和舒适尤其重要。除定期清理家中垃圾，定期对家具等物体表面用抹布进行清洁消毒，保持家中整洁外，保持房间通风也特别重要，建议每天至少早晚开窗通风半小时。

4. 行

上下班尽量错峰出行，避免乘坐拥挤的公共交通工具。外出需戴医用外科口罩。距离近的可以步行或者骑共享单车和电动车。建议随身携带酒精喷雾剂，可以对接触的物品进行消毒或者随时手消毒。不建议以戴橡胶手套代替手消毒，因为手套很容易被污染，污染后又会对周围环境再次造成污染，导致污染扩散。

5. 工作

工作时大家都要戴口罩，避免人群聚集，彼此间要保持一米以上的距离。食堂用餐时大家应保持距离，分开同向就座，保持单人单桌，吃完后戴上口罩离开。

6. 锻炼

平时忙于工作和生活琐碎事务，往往忽略了锻炼身体，这次疫情也提醒了大家，个人身体健康对个人、对家庭、对社会乃至国家是多么的重要。受疫情的影响，锻炼身体多需要在室内进行，可以进行一些适合室内锻炼的活动项目，譬如瑜伽、太极拳、健美操、跳绳、跑步机锻炼，以及引体向上、俯卧撑、仰卧起坐等力量素质训练。合理的锻炼有益身心康健，缓解长时间居家的不良情绪。

7. 娱乐

保持良好的心态、稳定的情绪对我们平稳度过疫情期非常重要。在家期间，可以开展一些有益的娱乐和休闲活动，比如唱歌、欣赏音乐、学习画画、练习书法。掌握一门自己一直想学的技艺或者功课，提高自己的能力，给平凡的日子增添一抹亮色，让日子过得更加充实而有意义。

8. 睡眠

规律的睡眠对于保持我们健康的身心、旺盛的精力和强大的免疫力是必不可少的。不要让疫情的袭扰打乱了我们的睡眠节奏和规律，平时是什么时候睡就坚持什么时候睡，不要因为贪玩熬夜而影响睡眠时间和质量。睡眠规律的打乱，会引起一系列的躯体不适，包括疲乏、无精打采、食欲不振、腹部胀气、消化不良、便秘，甚至胸闷、头痛等症状。有的会诱发焦虑、抑郁、烦躁不安等心理问题，值得我们注意。

（二）居家自我隔离

新冠肺炎的发病具有家庭聚集性。国家采用集中患者、集中专家、集中资源、集中救治的原则，对“四类人员”采取分类集中管理措施。这四类人员分别是：确诊的新冠肺炎患者、疑似的新冠肺炎患者、无法明确排除新冠肺炎可能的发热患者、确诊患者的密切接触者。真正做到应收尽收，不漏一人，有效地遏制住了新冠肺炎疫情上升的势头。

若居家自我隔离，则需具有独自生活能力，单人居住，并随时与外界沟通、保持联系。不建议数人居住一室，而应分房居住。实践证明若不这样则无法真正做到家人彼此隔离，不利于阻断疾病的传播。

新冠肺炎密切接触者居家隔离，需注意每天监测和记录体温变化曲线，至少早中晚各一次，并通过微信、网络或电话向社区卫生所报告体温和有无咳嗽、咳痰、气促、胸闷等症状。尽量不外出，若不得不外出则必须戴上医用外科口罩。保持良好心态和合理营养饮食，规律睡眠。

无法明确排除新冠肺炎可能的发热患者居家隔离，则需每两小时测量一次体温并记录下来。随时与家人或社区卫生所保持联系，报告体温和有无咳嗽、咳痰、气促、胸闷等症状。定期（每2～3天）到医院就诊，进行咽拭子核酸检测和新冠病毒抗体检查，酌情进行肺部CT检查。病情无缓解，则应尽快住院治疗。

确诊的新冠肺炎患者和疑似的新冠肺炎患者，则建议集中隔离，集中治疗，不建议居家隔离，以免贻误治疗时机和导致感染扩散。

（三）身处疫区

随着新冠肺炎疫情病例的新增，全国各省、市、自治区启动重大突发公共卫生事件一级响应。按照重大突发公共卫生事件一级响应规定，在限定区域限制或者停止集市、集会、影剧院演出以及其他人群聚集的活动；停工、停业、停课；临时征用房屋、交通工具以及相关设施和设备。

加强预防工作，落实控制措施。对传染病病人、疑似病人采取就地隔离、就地观察、就地治疗等措施，对密切接触者根据情况采取集中或居家医学观察。组织铁路、交通、民航、质检等部门在交通站点和出入境口岸设置临时交通卫生检疫站，对来往人员进行检疫查验，对传染病人、疑似病人等实施临时隔离、留验和向地方卫生行政部门指定的机构移交。组织有关部门依法依规做好信息发布工作，信息发布要及时主动、准确把握、实事求是。

开展群防群治。街道、乡（镇）以及居委会、村委会协助卫生行政部门和其他部门、医疗机构，做好疫情信息的收集、报告，人员分散隔离及公共卫生措施的实施工作。

维护社会稳定。组织有关部门保障商品供应，平抑物价，防止哄抢；严厉打击造谣传谣、哄抬物价、囤积居奇、制假售假等违法犯罪和扰乱社会治安的行为。

疫区人群需要遵照政府规定，居家隔离。每天监测和记录体温变化曲线，并通过微信、网络或电话向社区卫生所报告体温和有无咳嗽、咳痰、气促、胸闷等症状。

疫情期间若因工作需要外出，可选择一套易清洗的外套穿在外面，但并非每次回家都需要清洗消毒，若没有接触新冠肺炎病人或疑似病人，加之人们外出都戴着口罩，我们的衣物被病毒污染的概率极小。有人担心空气中有含病毒的气溶胶，害怕自己的衣物沾染了气溶胶而将病毒带回家中，其实这种顾虑是不必要的。因为新冠病毒气溶胶的产生是需要一定条件的，它往往发生于给新冠肺炎患者进行气管插管、气管切开、雾化吸入、采咽拭子、胸外心脏按压等治疗措施时。所以，除了医院等特定场合，我们日常生活中是不容易遇到产生含病毒气溶胶的场景的，而在医院，新冠肺炎患者的病房均严格进行了消毒、隔离，危重型患者往往居住于负压病房，基本不会对周围环境造成威胁。而气溶胶传播新冠病毒也需要特定的条件，譬如要在密闭的空间、病毒含量高、长时间停留等，我们在日常生活中一般是不会遇到这样的场景的。

外出回家后，将外套及鞋子固定放在接近门口的一个区域，换上干净的衣物和拖鞋再进其他房间。鞋底可以用含氯消毒液或者酒精喷洒消毒，但应注意保持房间通风，禁止吸烟和出现明火，避免发生火灾等危险。

如果怀疑自己的衣物被污染了，可以通过物理或化学消毒的方式进行处理，首选物理消毒。我们知道，新冠病毒在56℃的条件下30分钟即可以被灭活，若家中有烘干机或者滚筒洗衣机，可以将清洗衣物加热至56℃以上，维持30分钟，或者加热至80℃维持20分钟，即可以杀灭可能存在的病毒。含氯消毒液对衣物具有漂白的作用，会损坏衣物，且刺激性气味比较大，配置时注意不要把84消毒液与其他洗涤剂或消毒液混合使用，因为这样会加大空气中氯气的浓度而引起氯气中毒。另外宜现配现用，一次性使用，勿用50℃以上热水稀释。毛、麻、尼龙、皮革、丝织品禁用84消毒液浸泡。浸泡衣物30分钟后需用清水漂洗数次，以不残留气味为宜。

保持房间通风。有的人担心开窗通风会把外面空气中的病毒带进房间，其实正如前面所说，通过空气传播新冠病毒是在特定密闭环境、病人呼吸道开放暴露等的特殊场合中才有可能发生的。而这样的环境具有特殊的保护设施和空气消毒程序，工作人员也进行了严密的防护，不会让污染的空气直接排放到大气中去。

新冠肺炎最常见的传播途径是飞沫传播，飞沫传播的有效距离为1米左右，如果大家都戴着口罩，就可以有效阻断飞沫传播途径，所以，不用担心外面新鲜空气的进入会导致房间内空气被污染。相反地，长时间不开窗通气，会让房间内空气日益污浊，细菌、病毒、霉菌繁殖，更加不利于我们的身体健康。

不要接触和食用陆生野生动物。水果在食用前要进行消毒清洗。外出必须戴医用外科口罩，随身携带手消毒液，接触外面物品后随时用含75%酒精的洗手液进行手消毒。

（四）高危人群

根据官方发布的统计数据，此次新冠肺炎疫情，男性的感染率和死亡率都明显高于女性。业内专家表示，中国男性吸烟的比例比女性大，因而男性的感染概率比女性更大。WHO从2019年开始的一项研究发现，中国男性吸烟率为47.6%，而中国女性仅为1.8%。女性通常也比男性具有更强的免疫反应。

研究发现，在70多岁的新冠肺炎患者中，有8%的人死亡，而80岁及以上的人中有近15%的人死亡。患有心脏病、糖尿病或肺部疾病（如COPD，即慢性阻塞性肺疾病，简称慢阻肺）的人也有更高的患病和死亡风险。病毒性肺炎往往会对免疫功能已经减弱的人产生更坏的影响。

在疫情初期，没有采取足够防护措施的医护人员长期处于病毒载量极高的患者环境中，在治疗患者时被感染的风险较大。到了疫情中后期，随着对疾病的认识进一步深入，采取了有效的防护措施，医护人员的感染风险大大减低，甚至可以做到医护人员零感染。

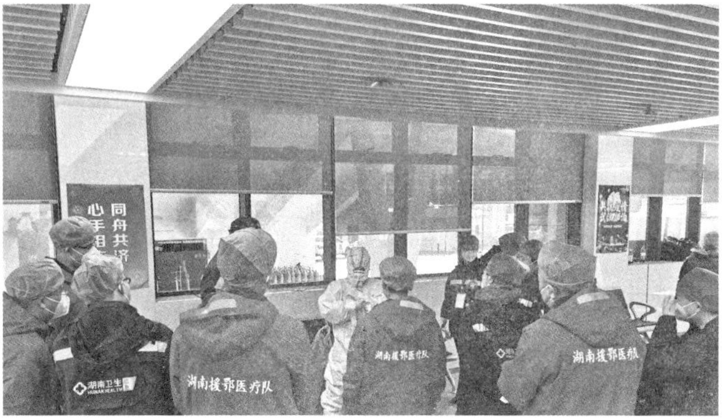

正式上岗前关于穿脱防护隔离衣等的院感培训（拍摄于武汉武昌方舱医院）

注：每一位一线医护人员在正式上岗之前，均需接受严格的穿脱防护隔离衣等院感培训，以确保安全，防止病毒入侵。

二、疑似新冠肺炎患者就医的注意事项

如果新冠肺炎患者接触者出现症状，要提前选择有发热门诊的定点医院。

在前往医院的路上及就医全程应该佩戴医用外科口罩，陪同人员也需佩戴口罩。

避免搭乘公共交通工具，应该呼叫救护车或者乘坐私人车辆。如果可以，路上打开车窗。

生病的密切接触者应时刻保持呼吸道卫生和双手清洁。在路上和医院站着或坐着时，尽可能远离其他人，至少保持1米距离。不要对着别人咳嗽，咳嗽时注意遮盖口鼻。

任何被呼吸道分泌物或体液污染的物体表面都应该用含有稀释漂白剂的消毒剂清洁、消毒。75%酒精消毒液亦可杀灭病毒。

就医时，应随身携带既往的病历、检验结果，如有肺部CT片子也一并带去，如实详细讲述患病情况和就医过程，尤其应告知医生自己近期的疫区旅行和居住史、新冠肺炎患者或疑似患者的接触史、动物接触史等。

三、新冠肺炎的护理

（一）轻型和普通型新冠肺炎患者的护理

1. 轻型和普通型新冠肺炎患者临床特点

新冠肺炎患者以发热、干咳、乏力为主要表现，少数患者伴有鼻塞、流涕、

咽痛、肌痛和腹泻等症状。普通型患者表现为发热、呼吸道等症状，影像学可见肺炎表现。轻型患者仅表现为低热、轻微乏力等，无肺炎表现。

2. 轻型和普通型肺炎护理要点

（1）严密隔离：入住医院或入方舱医院治疗。实施无陪护管理，减少患者家属发生院内交叉感染的风险。指导患者正确佩戴医用外科口罩，使用的餐具及衣物应单独清洗、单独使用。

（2）环境和物品消毒：① 病室每天开窗通风2次，每次至少30分钟。推荐使用负压病房，控制病房内压力9～15 Pa，每小时至少换气12次，温度18～22℃，湿度30%～40%，每日对负压病房进风口进行擦拭。若非负压病房，则自然通风时空气流量至少保证160 L/s。② 患者接触过的体温计、听诊器等医疗器械实行专用制，做到一用一消毒。病室所有物品均用稀释后的有效氯2 000 mg/L的消毒液或者75%酒精浸泡、喷洒或者擦拭，以及在保证安全的同时做好地面消毒。生活垃圾用双层具有生物防护标志的黄色塑料袋密封后，使用专用密闭运送车送至垃圾站集中消毒处理。

（3）病情观察：每日4次监测患者的体温，每日2次监测脉搏、呼吸、指氧饱和度，如患者出现呼吸＞30次/分、呼吸窘迫、静息状态下指氧饱和度下降等异常情况及时报告医生，采取对症处理。

（4）高热护理：采取温水擦浴、冰袋等物理降温措施，降温过程中应防止患者虚脱。体温过高时，遵医嘱采用退烧药。降温过程中应遵医嘱静脉补液，补充水分和电解质。大量出汗时，应更换衣物和床单，避免着凉，污染的衣被按感染性织物进行处理。

（5）呼吸困难及咳嗽护理：遵医嘱及时有效地进行氧疗，保证血氧含量。采用从低到高级别的呼吸支持，采用鼻导管、面罩给氧和经鼻高流量吸氧。咳嗽、咳痰时，可遵医嘱给予干扰素α超声雾化，雾化后给予叩背，注意用力均匀，自下而上叩击数分钟，不可用力过猛，边叩背边鼓励其咳嗽，协助清除痰液。

（6）用药护理：密切监测和观察药物的作用和副作用。抗病毒药物可能会产生腹泻、恶心、呕吐、肝功能损害等不良反应，同时要注意和其他药物的相互作用。

（7）饮食、运动指导：给予高蛋白、高热量饮食，如进食鸡蛋、牛奶、豆浆，鱼、肉类等含高蛋白质的食物。鼓励患者多饮水，多吃富含维生素C的食物和水果。适量的运动有利于增强机体抵抗力，指导患者进行适当的运动，运动强度需量力而行，以不疲劳为宜。

（8）心理护理：关注患者主诉，协助患者与外界亲人沟通，满足患者需求。此外，还要对患者家属做好解释说服工作，对家属的不良情绪进行疏导和宣教，鼓励家属配合医务人员工作使患者得到切实的体贴、安慰、鼓励和帮助。可在护士指导下进行呼吸放松运动、冥想或正念疗法等行为疗法。

（9）出院指导：经治疗患者临床症状消失，肺部CT结果好转，COVID-19核糖核酸检测两次均为阴性后出院。告知患者居家休息2周，注意自我防护，多通风，勤洗手，疫情期间尽量不要出门，做好自我隔离，避免到人多聚集和疾病正在流行的地区，避免接触呼吸道感染的患者，外出时佩戴医用外科口罩或N95口罩。家人如有发热、咳嗽、乏力等不适症状，应做好防护再前来就诊。

（二）重型和危重型新冠肺炎患者的护理

1. 重型和危重型新冠肺炎患者临床特点

重型新冠肺炎患者多在发病一周后出现呼吸困难和/或低氧血症，表现为气促、静息状态下指氧饱和度下降，严重者可快速进展为急性呼吸窘迫综合征、脓毒症休克、难以纠正的代谢性酸中毒和出凝血功能障碍及多器官功能衰竭等。值得注意的是重型、危重型患者病程中可为中低热，甚至无明显发热。从目前收治的病例情况看，多数患者预后良好，少数患者病情危重，老年人和有慢性基础疾病者预后较差，儿童病例症状相对较轻。

2. 重型及危重型新冠肺炎护理要点

（1）严格执行消毒隔离制度

① 尽量予以单人单间隔离，或床间距至少1米。

② 室内空气消毒：采用定向通风式空气消毒方法进行空气消毒。

③ 物体表面、地面消毒：采用含氯制剂（2 000 mg/L）擦拭消毒，每日2次。

（2）休息与活动

嘱患者卧床休息，加强支持治疗。

① 体位管理：嘱患者卧床休息时尽量采取半坐位（身体前倾），增加患者肺容量及肺通气。

② 适当运动：患者病情稳定、指氧饱和度＞93%的情况下可进行循序渐进的活动，但应避免劳累，如出现气短、胸闷等异常情况应立即终止活动。

（3）饮食护理

鼓励患者多吃高热量、高蛋白、高维生素饮食，必要时，可遵医嘱进行肠内和肠外营养支持。

（4）基础护理

鼓励患者自行或由护士辅助进行口腔护理，预防继发感染；密切观察患者全身皮肤情况，定时协助患者变换体位，预防皮肤压力性损伤。

（5）病情观察

严密监测患者生命体征和意识的变化，观察患者氧疗的效果，根据患者血氧饱和度或动脉血气分析结果等调节给氧方式、氧流量；进行血流动力学监测，以预防心律失常、心力衰竭等；观察患者伴随症状，如全身肌肉疼痛、乏力、咳嗽、胸闷等；记录24小时出入量，维持水、电解质及酸碱平衡；加强感染指标监测，正确及时留取血液、痰液、尿液、大便等样本；预防并及时发现并发症，当患者出现持续高热、呼吸衰竭、休克、合并其他器官衰竭等症状时应警惕病情恶化。

（6）用药护理

① 注意药物配伍禁忌。洛匹那韦和利托那韦不可与阿夫唑嗪联合使用；肠道微生物调节剂与抗生素配伍使用应间隔2小时；不同中药注射液使用之间应用生理盐水冲管。

② 监测药物不良反应。

③ 用药过程中注意观察患者肝肾功能、胃肠道反应。使用糖皮质激素者应注意补充钙和维生素D。

④ 中药注射液输注前30分钟速度宜慢，应使用精密过滤输液器。

（7）保持呼吸道通畅

根据患者的病情，予以深呼吸、咳嗽、胸背部叩击、体位引流、机械排痰、气道湿化等物理治疗措施。患者咳嗽时指导其用纸巾遮掩口鼻，并将纸巾正确丢弃，随后洗手或用消毒湿纸巾擦拭。

（8）氧疗和呼吸支持

① 观察患者呼吸的频率、节律、深度，加强患者循环状况和意识状态的监测，监测动脉血气分析和水、电解质、酸碱平衡情况。

② 遵医嘱采用鼻导管或面罩吸氧。鼻导管吸氧或经鼻高流量吸氧者应戴一层外科口罩，可减少病毒的扩散。有创机械通气时应注意采取小潮气量和低吸气压力进行机械通气，以减少肺部损伤。

③ 呼吸机管理：有创呼吸机采用热湿交换器被动湿化，以减少回路冷凝液的形成。尽量使用一次性呼吸机回路及呼气阀，在呼吸机吸气和呼气端安装病毒过滤器，在污染或机械故障时应予以更换。

④ 体位：应保持床头抬高30°～45°，人工气道的气囊压力维持在25～30 cmH_2O，注意监测气囊压力，清除门下积聚的分泌物，预防呼吸机相关

肺炎。

（9）高热护理

遵医嘱采用物理和药物退热措施。观测患者体温、出汗情况及电解质的变化，鼓励患者多饮水，必要时遵医嘱静脉补液补充水和电解质。

（10）管道护理

① 妥善固定各种管道，保持管道通畅，密切观察引流液的颜色、性状、量等。

② 使用一次性引流袋、引流瓶，更换过程中应注意做好自我防护，避免造成污染。

③ 患者污染引流液、引流瓶应置于双层黄色垃圾袋内，按照院感相关规定进行处理。

（11）特殊治疗护理

① 体外膜肺氧合治疗的护理。

维持有效转速和流量：a.评估和判断血栓形成，观察整个体外循环管路，包括氧合器和血泵在内的插管。当循环管路中存在颜色深暗且不随血液移动的区域时、泵前压＞30 mmHg和氧合器前压＞300 mmHg时，均提示循环管路中有血栓形成的可能。b.及时更换膜肺。当循环管路中的血栓＞5 mm或继续扩大、泵前压＞30 mmHg、氧合器前压＞300 mmHg和膜肺有血浆渗透时应及时更换膜肺。

防止管道滑脱：a.穿刺置管完成后在穿刺点和穿刺点外15 cm处分别将导管和皮肤缝合固定，以无菌纱布覆盖后加用导管固定装置。b.每班检查静脉置管深度，发现刻度变化时拍X线片确定导管位置。c.使患者在ECMO治疗期间持续维持镇静状态。d.对双上肢和置管侧下肢保护性约束。

预防出血：ECMO治疗期间行全身肝素化抗凝，肝素持续泵入血液中易引起身体出血；机器运转中血液中的凝血因子被大量破坏，循环血液中血小板减少，导致凝血机制破坏、凝血功能降低，也易导致出血。最常见的出血部位为手术部位、ECMO置管处、气管切开处等，最严重的是颅内出血。护理措施：a.将超声引导下的经皮穿刺作为ECMO置管方案，最大限度减少置管处损伤和出血。b.活化部分凝血活酶时间（APTT）是监测肝素抗凝效果的主要指标。应定期监测APTT，根据化验结果调整肝素用量。c.每班观察患者意识、瞳孔变化和各导管穿刺点的渗血情况。

预防感染：a.监测炎性指标，评估感染程度。b.做好人工气道护理，除雾化吸入、翻身、叩背外，及时有效吸痰是关键。c.进行痰培养，根据细菌培养结果调整抗生素。d.置管穿刺点严格消毒后用无菌敷料覆盖，保持干燥。e.增加营养，提高机体抵抗力，必要时启动肠外营养支持。

② 血液净化治疗的护理。

预防凝血的护理：体外循环凝血主要受每分钟血流量影响，血液流速越慢，凝血风险则越高。在血液净化治疗过程中，应保持管路通畅，遵医嘱选择合适的抗凝方式、治疗模式和治疗剂量。

导管相关性血流感染的预防：使用导管前，评估穿刺部位、刻度及留置时间，应定期进行导管维护，登记导管质量监控表，发现问题立即处理。

治疗过程中加强生命体征、凝血功能、电解质变化及治疗效果的监测，及时发现并处理相关并发症，如低血压、电解质紊乱、血小板减少等。

仪器专病专用，治疗结束后，使用1 000～2 000 mg/L含氯消毒剂对仪器进行擦拭消毒，废液袋及滤器等弃于双层黄色垃圾袋内。

③ 康复者血浆治疗的护理。

严格执行无菌操作技术和查对制度。

输血过程中严密监测患者的生命体征，并观察患者是否出现输血不良反应。

治疗结束后，血袋无须回收，弃于双层黄色医疗垃圾袋中。需做好记录，保证捐赠者和接受者信息可溯。

（12）出院指导

① 解除隔离和出院标准：体温恢复正常3天以上；呼吸道症状明显好转；肺部影像学显示急性渗出性病变明显改善；连续两次呼吸道标本核酸检测阴性（采样时间至少间隔1天）。

② 应继续进行14天的自我健康状况监测，佩戴口罩，有条件的居住在通风良好的单人房间，减少与家人的近距离密切接触，分餐饮食，做好手卫生，避免外出活动。建议在出院后第2周、第4周到医院随访、复诊。

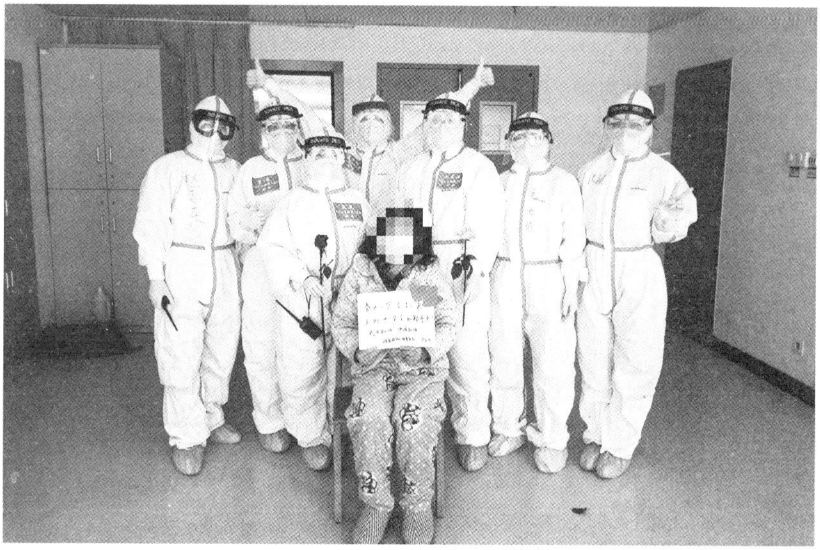

为患者制作出院健康卡（拍摄于华中科技大学同济医院中法新城院区）

（田沂　张慧琳　汪洋）

第五章
新冠肺炎的康复

医学康复是指尽可能改善由疾病或外伤所引起的生理或心灵的损伤，不论在躯体上还是在精神上都能最大限度地使患者提升个人的能力，使其躯体功能逐渐恢复，重返家庭、社会正常生活。新冠肺炎的康复包括躯体康复和心理康复。

一、新冠肺炎患者的躯体康复

根据国家卫生健康委员会办公厅、国家中医药管理局办公室联合印发的《新型冠状病毒肺炎诊疗方案（试行第七版）》内容，新型冠状病毒肺炎患者的出院标准包括：

体温恢复正常3天以上；

呼吸道症状明显好转；

肺部影像学显示急性渗出性病变明显改善；

连续两次痰、鼻咽拭子等呼吸道标本核酸检测阴性（采样时间至少间隔24

小时）。

满足以上条件者可出院。

患者出院后，建议继续进行14天的隔离管理和健康状况监测，佩戴口罩，有条件的居住在通风良好的单人房间，减少与家人的近距离密切接触，分餐饮食，做好手卫生，避免外出活动。

同时注意休息，加强营养，采取健康生活方式，保持良好心态。如有基础疾病的患者，需要有效治疗及控制基础疾病。

建议在出院后第2周和第4周到医院随访、复诊。

二、新冠肺炎的心理康复

新冠肺炎是一种应激源，由应激源引起的个体非特异性反应医学上称为精神应激。不同社会角色的人会在新冠肺炎疫情中经历不同的应激事件或创伤事件，进而出现不同类型的应激反应。在疫情中有亲人过世，或者目睹生命的逝去，或者感到生命受到威胁等，这些给个体带来刻骨铭心的痛苦、超出了个体承受能力的精神创伤性事件，可以导致个体出现认知、情绪、行为的变化，甚至出现创伤后应激障碍（PTSD）等，对个体的生理、心理恢复产生深远的影响。

新冠肺炎心理康复旨在用精神心理学技术，帮助平复经历疫情的人们的心理，促进其生活正常化。本章根据个体对应激事件是否评价为创伤的分类标准，提出对应的心理康复建议。

（一）针对疫情中经历非创伤性事件的心理康复建议

随着时间的推移，疫情得到有效控制，复工复产，大部分经历疫情的人们会慢慢恢复正常生活，未有创伤的人们会慢慢回到生活、工作正轨。对确诊人群心理康复的建议包括如何去除污名化、压力和情绪管理、心理韧性提升、解决实际问题、促进社区正常生活等，后面章节会详细论述。

（二）针对疫情中经历创伤性事件的心理康复建议

创伤是人类经验的一部分。在本次疫情中，对一部分人来说，创伤是不可避免的。决定某事是否对某人造成创伤的不是事件，而是事件的个人体验以及个体对事件的理解。简而言之，创伤事件是人无法控制的，完全压倒了个人应对或整合经历中所涉及的思想和情感的能力，包含三个因素：出乎意料、经历此事的人没有做好准备、经历的人无法阻止它的发生。即使没有造成人身伤害，创伤事件也会给经历的人造成严重的情感伤害。每个人经历的创伤事件都不一样，许多受创伤影响的人可能尚未意识到他们所经历的一切如何影响了自己，甚至并不愿意寻求帮助。同时，很多有创伤体验的人，羞于启齿承认自己脆弱，甚至常常掩盖创伤，放弃寻求专业的帮助。长此以往，这会对个人情绪产生深远影响，进而导致思想、身体、行为的负面影响，如引起创伤后应激障碍、抑郁、失眠、人际关系恶化、酗酒，甚至自残自杀等。在创伤事件中，有效化解其负面影响，需要勇气、力量和机智。

创伤的常见后遗症是容易出现惊跳反应、情绪波动很大、感觉不堪重负等，因此，如果开始感到紧张、容易惊醒、脾气大、被情绪所困，我们就需要注意自我调整，必要时寻找精神科专业医生的帮助。在自我修复的过程中，有些人会认为“否极泰来”，即当事情坏到极致，就会慢慢变好，这样的想法是不对的。我们进行心理康复的目的是减轻痛苦，而不是使痛苦进一步恶化。心理康复并不一定意味着完全摆脱创伤后的影响，康复是一种个人经历，这种经历会根据每个人自身的特点而有所不同，我们最终的目标是能够活在当下而不会被过去的经历所影响。

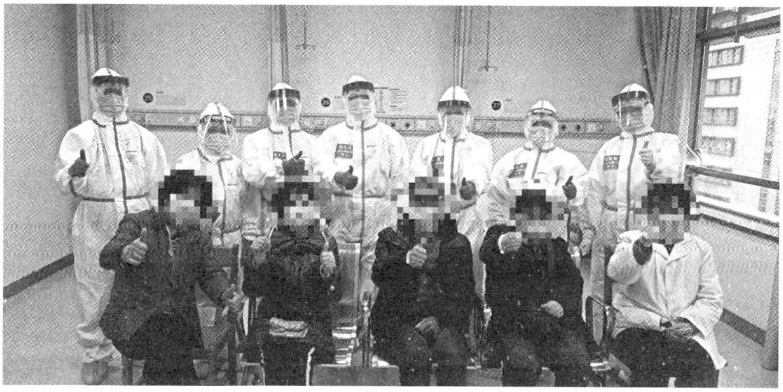

新冠肺炎患者出院前的心理康复告知活动（拍摄于华中科技大学同济医院中法新城院区）

（三）创伤修复的三个阶段

1. 第一阶段：安全感的修复

疫情期间，我们都不同程度地感受到安全感受损，安全感的恢复会随着疾病的好转、生活条件的改善、复工复产、正常生活的回归而逐渐改善。有居丧情绪的人恢复，所需要的时间会久些。安全感缺失，会使我们的情绪和行为容易被外界影响，产生波动，如：睡眠时会突然惊醒；身体出现感觉过敏的现象，比如对细小的声音敏感；情绪敏感，容易对别人的言行举止做出负性解释，而使自己出现情绪波动。有研究表明：正念、冥想、深呼吸、瑜伽、太极、放松训练等，可以有效缓解这些负面反应。

2. 第二阶段：针对居丧反应等进行修复

我国文化特点里，对去世亲人的仪式性告别是非常重要的，但由于疫情的关系，我们往往来不及与逝去的亲人好好告别。对此，可以根据疫情控制的时间，掌握步调节奏，进行自我安慰和调整。

3. 第三阶段：重新整合

经历疫情后，我们每一个人都会成长，或主动，或被动。如果我们主动形成一种新的自我意识和对未来的希望和期许，创伤会重新整合在人生经验中，给予我们对生命、生活、人生新的认识。我们或许会对人生的看法变得豁达，对他人的要求变得通融，对自己的要求没有那么苛刻，学会包容他人原谅自己。这些有效的经验，都会在我们未来生活所经历的每一件事情中，帮助我们重新定义自己。通过这个过程，创伤已融入我们的生活，增强我们生活的信心和能力了。

创伤心理修复的时间，因人而异。任何一个身处疫情的人都强烈希望快点好起来，有些人会觉得花费的时间太长，或者因为方法不对，仍然处在创伤的情绪中。在这个过程中，每个人的方式也会不同：有些人会通过倾诉获得自我感知；有些人会顿悟，突然悟出生命的精髓；有些人或许仍然意识不到自己的创伤，出现抑郁、酗酒、自残和自杀行为等——这些需要及时寻找专业的精神科医生进行诊治，尤其是在达到精神疾病诊断标准的情况下，更加需要及时识别，早期干预早期治疗。创伤修复过程中，需要时刻保持同情心、爱心和耐心，有效化解创伤的影响，使我们的心理韧性有效提升。

（张燕　范晓）

中篇　认识与放飞自我心灵

第六章

新冠肺炎中常见心理应激反应

2019年年末开始，湖北省武汉市暴发新型冠状病毒肺炎，随后疫情蔓延至全国各地，给人民的生命健康、日常生活和社会的经济发展带来巨大的威胁和挑战。一时间，全民的隔离、防护消毒物品的紧俏、不断攀升的疫情数据，引起人们不同程度的紧张、恐慌等心理应激反应，甚至出现了焦虑、抑郁、强迫、睡眠障碍等精神心理问题。面对危及生命健康的突发公共卫生事件时，人们的心理健康不可避免地会受到不同程度的影响。从宏观角度来看，适度的精神应激可以提高个体的警觉水平，有利于个体的生存；而过度的精神应激则可能给个体带来创伤，成为一些应激性精神疾病的直接病因。因此，我们需要了解什么是精神应激，哪些是属于正常的应激反应，哪些是需要进行精神科专业干预的应激性精神疾病。

一、精神应激、精神创伤与应激反应

新型冠状病毒肺炎是一种应激源，应激源在医学上称为精神应激，又俗称

“心理压力”，常指人类自身内部所体会到的一种“心理压力”。就像物理中压力产生作用效果一样，我们人体会对精神应激产生反应，这种反应就是应激反应。应激反应的强弱取决于精神应激的强弱和我们对精神应激的认知模式及应付方式。从宏观的角度看，适度的精神应激可以提高个体的警觉水平，激发机体的活力，有利于个体的生存与创造；但如果这种精神应激威胁到了生命，给个体带来刻骨铭心的痛苦且超出了个体的承受能力，就会造成精神创伤，可以导致某些精神应激相关精神疾病的发生，或影响这些疾病的发展与预后，或对个体的生理、心理发育产生深远的影响。

对精神应激的应激反应，是指我们人体应付困难处境时的一种基础状态，这种状态的发生强弱，一般与三个因素有关。第一个因素是应激源，这类事件多种多样，也很广泛，包括生物的、物理的、化学的、心理的等诸多方面。涉及范围大到群体的战争、地震，小到发生在个体的车祸、人际关系的纠结等；强度大到危及生命的被残杀、伤及身心的被强奸，小到每日令你牵肠挂肚的一般家庭矛盾、工作烦恼等。无论何种事件，要导致个体出现精神应激反应，其事件一般要具有以下特点：事件的性质是负性的，违反了个体的需要与欲求，如生存、情爱、地位、名利等；事件的强度（空间）或者持续性（时间）超出了个体的承受或应对能力，即个体认为此情景自己无法或很难应付。一般来讲，如果作为直接的病因或诱因，应激源一定是激烈的、突然发生的、负性的、超出一般人的承受能力的，如天灾人祸导致的创伤后应激障碍。第二个因素是个体易感素质。许多研究都发现，面对同样事件，并非所有个体都会发生应激反应，即使在动物中也是如此。这种易感素质显然与个体的生物-心理-社会素质有关。个体的经历与适应性、人格特征，社会支持系统，自然环境与社会环境，个体对应激源的认知评价、应对方式、防御机制以及个体的年龄、性别等都可以是易感素质。第三个因素是个体支持系统的保护作用。面对困难处境的个体如果有很好的资源和社会支持系统，显然有利于个体恢复。

我们现在面对的传染病新型冠状病毒肺炎，就是应激源。每个个体以不同的角色定位生活在社会中，或是确诊人群，或是疑似人群，或是隔离人群，或是医务工作者，等等，或多或少地都在与新冠肺炎做斗争。在与这个应激源做斗争时，因为每个人的经历不同，认知模式和应对方式等也不同：有的人可能会很敏感，容易出现恐慌、焦虑、失眠等应激反应；有的人可能容易出现酗酒、网络成瘾等；有的人可能坦然处之，保持正常生活节奏。应激反应呈现出来的多样化，构成了丰富多彩的人生。

二、认知模式和应对方式

新冠肺炎突然袭击，为什么即使在同一个环境，面对同一个应激源，不同人的应激反应也会不一样呢？原因在于，我们每个人会对应激源也就是这个传染病进行不同的评价。评价是指个体对遇到的生活事件的性质、程度和可能的危害情况做出估计：首先是初级评价，即对利害关系的评价；其次是次级评价，即对应对能力的评价。所以人并不是对任何一个应激源都会产生应激反应的，这取决于应激的强度是否超出个体的应对能力。如果我们评价该事件后，感觉自己无法应对，就可能导致生理、行为、情绪、认知等方面的应激反应，进而出现心理或躯体的损害。

众所周知，我们人体是十分精细的。有关对外界的应激和应激反应，举例说明：夜晚回家的路上，夜色朦胧，突然你看到一条蛇，这时你会被惊吓，你的大脑感知到威胁信息（蛇），大脑加工信息会有一个“快速反应模式”，迅速激活情绪中心——大脑核团杏仁核。杏仁核对传入信息进行整合加工，就可以直接引起“趋利避害”行为，而不需要通过大脑皮层的分析综合。这条通路的触发是无意识的、自发的和本能的反应。从求生观点讲，对威胁的快速反应是自我保护，快速反应模式会激活以杏仁核为核心的大脑应激反应，如：杏仁核传递信息给臂旁核，导致呼吸急促；传递到外侧下丘脑，引起交感神经活动增强；传递到蓝斑，增加血压和心率，并参与恐惧行为反应；传递到下丘脑的室旁核HPA轴，增加肾上腺类皮质激素的分泌。这些都在为身体做出战斗和逃跑的准备。

当你被吓着后，定睛一看（这时大脑进行精细加工），原来不是“蛇”而是一根像蛇的绳子。你放松下来，长长地舒了一口气，心中暗暗想“吓我一跳”。这里就描述了大脑的“慢性反应模式”，该模式是精细的加工，依赖于大脑前额叶皮层。大脑前额叶皮层对外界传来的恐惧或威胁信息进行精细加工，然后再反馈给杏仁核，调整大脑的应激反应。由此可见，大脑前额叶是对外界信息加工的核心。大脑的认知模式直接影响到个体对应激源的理解，如果认为外界应激源有危害，如“灾难化认知”和“负性认知”，大脑的应激反应就会持续激活，人就会出现紧张、担心、焦虑和抑郁等情绪以及疼痛等躯体化症状。长此以往，可能导致或加重高血压、冠心病、消化性溃疡、皮肤病等心身疾病，这已为众多研究所证实。以下为常见的心身疾病：

皮肤系统的心身疾病：神经性皮炎、瘙痒症、斑秃、牛皮癣、慢性荨麻疹、慢性湿疹等。

肌肉骨骼系统的心身疾病：类风湿性关节炎、腰背疼、肌肉疼痛、痉挛性斜颈、书写痉挛等。

呼吸系统的心身疾病：支气管哮喘、通气过度综合征、神经性咳嗽等。

心血管系统的心身疾病：冠心病、阵发性心动过速、心律不齐、原发性高血压或低血压、偏头痛、雷诺综合征等。

消化系统的心身疾病：胃溃疡、十二指肠溃疡、神经性厌食、神经性呕吐、溃疡性结肠炎、幽门梗阻、过敏性结肠炎等。

泌尿生殖系统的心身疾病：月经紊乱、经前期紧张症、功能性子宫出血、性功能障碍、原发性痛经、功能性不孕症等。

内分泌系统的心身疾病：甲状腺功能亢进、糖尿病、低血糖、阿狄森病等。

神经系统的心身疾病：痉挛性疾病、紧张性头痛、睡眠障碍、植物神经功能失调症等。

应对、化解新冠肺炎压力的能力取决于大脑对新冠肺炎的认知方式，如以合理化认知代替灾难化认知和负性认知，即可有效化解压力。不合理的信念可归结为三大类，即对自己、对他人、对周围环境及事物的不合理信念，如“为什么我这么倒霉，别人那么幸运”“我就是最惨的那个”“我得了这个传染病，肯定好不了”“我非常有可能得新冠肺炎”等。

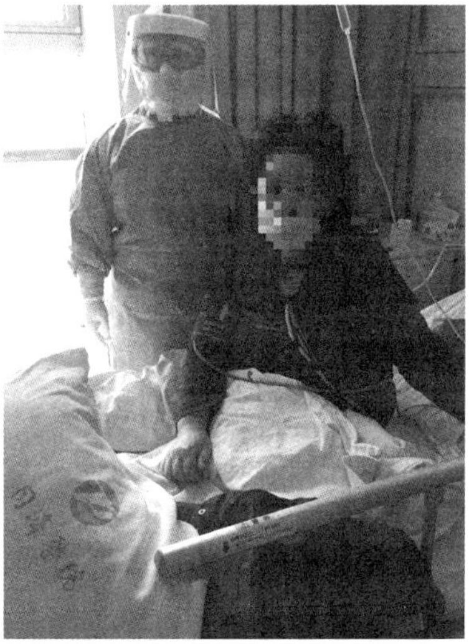

本书作者与接受心理治疗后的新冠肺炎患者合影（拍摄于华中科技大学同济医院中法新城院区）

注：这是发生在江苏援鄂医疗队的事件。这张照片中的患者，因血压波动较大，非常害怕自己会死，有惊恐发作，基本躺在床上不肯动。因为她感觉自己只要坐起来，血压就会不稳定，心率就会降低。本书作者与患者交流了近 40 分钟后，她慢慢坐起来 10 多分钟，感觉自己竟然还好好地活着，便要求与本书作者一起拍照，以时刻告诉自己可以坐起来。

三、正常的应激反应

由于疫情的快速发展、对疫情防控知识的缺乏等，大多数人最初的反应是震惊、担心、愤怒、慌乱和无助等。这些表现包括：普通易感人群可出现不同程度的紧张、担心、恐慌，担心自己和家人染病，担心疫情无法控制；对疫情相关信息过度敏感；反复刷新疫情相关信息，反复测量体温，反复洗刷，坐立不安等；居家隔离期间变得容易被激怒、烦躁；有的伴有心慌、胸闷、胸口刺痛、头痛、腹胀、尿频、肌肉紧张、全身乏力等非特异性躯体症状，还可出现睡眠节律紊乱、入睡困难、睡眠浅、易醒等。确诊患者可能出现震惊、恐慌、否认、愤怒、沮丧、被抛弃感，变得抑郁、害怕死亡、内疚，担心传染给家人等，敏感多疑，钻牛角尖，拒绝承认医学检查结果，反复要求检查，甚至可能出现冲动过激行为；其中重症患者因呼吸困难等不适会导致明显的焦虑紧张，紧张焦虑情绪进一步加剧患者的呼吸困难，而表现出与其肺部感染严重程度不一致的胸闷气促、乏力等不适。救援人员面临巨大的工作压力和心理压力时，也可表现出紧张、担心、害怕、焦虑，怀疑自己的专业能力，感到无力和内疚，甚至出现情绪失控的情况。这些反应一般会随着疫情的控制以及时间流逝而减轻或缓解。

四、应激性精神疾病

应激性精神疾病的发生往往是生物、社会、心理等因素共同作用的结果。若应激反应持续存在，或越来越严重，甚至影响到正常日常生活时，就可能转变为应激性精神疾病，如急性应激障碍、创伤后应激障碍和适应障碍。

急性应激障碍常为在强烈的精神创伤后数分钟至数小时内所出现的一过性精神障碍，大多历时短暂，可在几天至一周内恢复，预后良好。其主要表现为创伤经历的重现、回避或麻木以及过度警觉，如创伤性事件的情境或当时的心理感受反复自动出现在意识或梦境里，可被任何与创伤体验有关的情境诱发，患者因此回避各种与创伤有关的人和事，可表现为情感麻木状态，出现心动过速、汗多等自主神经症状。有的患者还可出现分离症状，表现为意识清晰度下降、非真实感、分离性遗忘、人格解体或现实解体等。部分受创伤者可能表现为激越、喊叫、情感反应强烈，还可能伴有失眠、高度警觉和运动不安等临床症状。

创伤后应激障碍是指个体遭受异乎寻常的威胁性、灾难性精神创伤后延迟出现或持续存在的一类精神障碍。多数患者在创伤性事件后的数天至6个月内发病，病程至少持续1个月以上。主要表现为：反复重现创伤性体验，控制不住地回想受创伤的经历，反复出现创伤性内容的噩梦，反复发生错觉或幻觉或幻想形式的创伤性事件重演的生动体验（闪回），当面临类似情绪或创伤内容相关的线索时，产生“触景生情”式的精神痛苦；持续性回避，表现为持续地回避与创伤相关的刺激，极力不去想创伤性经历相关的人和事，避免参加或去能引起痛苦回忆的活动或场所，对周围环境的普通刺激反应迟钝，表现为情感麻木，与人疏远，不亲切，对亲人情感变淡；社会性退缩，兴趣爱好变窄，对未来缺乏思考和计划，对创伤经历中的重要情节遗忘等；持续的警觉性增高，表现为惊跳反应，易怒，注意力难以集中，难以入睡或易惊醒，坐立不安等。

适应障碍是指在日常生活的应激性事件的影响下，由于易感个性、适应能力不良，个体对该应激源出现超出常态的反应性情绪障碍或适应不良行为，导致正常工作和人际交往受损。这种障碍的程度一般较轻，持续时间不长（不超过6个月），随应激事件的消除和应对能力的改善而恢复，以情绪和行为异常为主要表现。以抑郁心境为主症者，表现为情绪不高，对日常生活丧失兴趣，自责，产生无望无助感，可伴睡眠障碍，食欲减退和体重减轻。其程度常较重性抑郁为轻。以焦虑为主症者，表现为紧张不安，担心害怕，神经过敏，可有心慌、呼吸短促、窒息感。有的病人则表现为抑郁、焦虑的混合状态。以品行障碍为主症者，常见于青少年，表现为一些品行障碍与社会适应不良行为，如逃学、斗殴、偷盗、说谎、物品滥用、离家出走、过早性行为等；有的仅表现为躯体不适、社会退缩、工作和学习能力受抑制等。

（张燕）

第七章

心理应激的评估

如第六章所述，经历重大心理应激后机体会出现一系列心理反应，包括失眠、焦虑情绪、抑郁情绪、躯体反应以及创伤后应激障碍等。本章分别阐述成年人如何自我评估上述心理反应。

一、失眠的评估

（一）自我感受评估

我们对失眠体验的主观评估可以从两个维度进行：一个维度是症状的严重程度，可通过所感知的失眠症状程度来评估，即自我感觉症状的严重程度是轻度、中度还是重度；另一个维度是失眠症状对日常生活和工作影响的严重程度，例如，对白天工作中注意力集中要求比较高的人来说，轻度的失眠可能会严重影响第二天的工作，那自我感受评估中就会不自觉评为重度，反之亦然。

（二）问卷评估

对失眠的主观评估可借助以下问卷进行。

1. 阿森斯失眠量表（AIS）

阿森斯失眠量表以对睡眠的主观感受为主要评定内容，为国际公认的睡眠质量自评量表，可用于公众睡眠质量状况调查。量表共8个条目，每条从无到严重按0～3四级进行评分，方法简便，简明易用。总分为所有条目分数之和，如果总分小于4分，提示无睡眠障碍；如果总分为4～6分，提示可疑失眠；如果总分在6分以上，提示有失眠。（见附录1）

2. 匹兹堡睡眠质量指数量表（PSQI）

PSQI用于评定最近1个月的睡眠质量，由19个自评条目和5个他评条目构成，其中第19个自评条目和5个他评条目不参与计分。参与计分的18个自评条目组成7个成分，每个成分按0～3四级进行计分：（1）睡眠质量（问题18）；（2）入睡时间（问题2与问题5之和/计分：0/0，1～2/1，3～4/2，5～6/3）；（3）睡眠时间（问题4应答/计分：>7小时/0，6～7小时/1，5～6小时/2，<5小时/3）；（4）睡眠效率［睡眠效率/计分：>85%/0，75%～84%/1，65%～74%/2，<65%/3（睡眠时长：问题4；计算床上度过的时长：问题3，问题1；计算习惯性睡眠效率：睡眠时长/床上度过的时长×100%）］；（5）睡眠障碍（问题6—问题14之和/计分：0/0，1～9/1，10～18/2，19～27/3）；（6）催眠药物（问题15）；（7）日间功能（问题16与问题17之和/计分：0/0，1～2/1，3～4/2，5～6/3）。累积各成分得分为PSQI总分，总分范围为0～21分，得分越高，表示睡眠质量越差。被试者完成量表需要5～10分钟。（见附录2）

（三）客观评估：睡眠监测

通过对夜间连续的呼吸、动脉血氧饱和度、脑电图、心电图、心率等指标的监测，来获知夜间睡眠的情况，包括入睡时间、夜间觉醒次数、深睡眠时间、睡眠总时长，也包括夜间睡眠中血氧值的情况、呼吸情况、肌肉活动等，实现对睡眠的全面、综合、客观的判断。这是诊断睡眠呼吸暂停综合征的金标准，通常不用来作为失眠的诊断依据，但可以借助多导睡眠监测仪的监测，来排除其他的睡眠障碍，并获取客观而较为真实的夜间睡眠数据。

二、焦虑的评估

（一）自我感受评估

焦虑情绪的自我感受常见的有心烦意乱、坐立不安、担忧害怕、担心未来的事情或者未知的事情。可以根据这些感受发生的频率，持续的时间及其对工作、日常生活、社交等的影响程度来评估严重程度，比如：这些感受是偶尔发生还是经常发生？是每天大部分时间都会出现还是每天出现的时间很短暂？焦虑影响学习、工作和生活的程度有多严重？等等。

（二）问卷评估

目前用于自我评测焦虑严重程度的问卷主要有两个。

1. 广泛性焦虑障碍7项问卷（GAD–7）

GAD-7用于快速地筛查焦虑情绪，在临床中应用广泛。采用4级评分，其评分标准为：“0”表示没有；“1”表示有几天；“2”表示一半以上的时间；“3”表示几乎每天。评分方法是将7个条目的得分相加为总分，按照总分来分级：0～4分提示没有焦虑情绪；5～9分提示有轻微的焦虑情绪；10～13分提示可

能有中度的焦虑情绪；14～18分提示可能有中重度的焦虑情绪；19～21分提示可能有重度的焦虑情绪。（见附录3）

2. 焦虑自评问卷（SAS）

SAS是一种分析病人主观症状的相当简便的临床工具，适用于具有一定焦虑症状的成年人，能较好地反映他们的主观感受，应用广泛。SAS采用4级评分，主要评定症状出现的频率，其评分标准为："1"表示没有或偶尔；"2"表示有时；"3"表示经常；"4"表示总是如此。20个条目中有15项是用负性词陈述的，按上述1—4顺序评分；其余5项（第5、9、13、17、19项）注*号，是用正性词陈述的，按4—1顺序反向计分。SAS的主要统计指标为总分。将20个项目的得分相加，即得粗分；用粗分乘以1.25以后取整数部分，就得到标准分。按照中国常模结果，SAS标准分的分界值为50分，50～59分为轻度焦虑，60～69分为中度焦虑，70分及以上为重度焦虑。

三、抑郁的评估

（一）自我感受评估

抑郁情绪的自我感受常见的有郁郁寡欢、体验不到快乐、兴趣下降、动力减退等。可以根据这些感受发生的频率，持续的时间及其对工作、日常生活、社交等的影响程度来评估严重程度。这种自我感受的评估与焦虑情绪自我感受的评估相同。

（二）问卷评估

目前常用于自我评测抑郁严重程度的问卷主要有两个。

1. 患者健康问卷（PHQ-9）

PHQ-9是患者的自评问卷，并不是抑郁筛查或诊断工具，但可以用来检测抑郁的严重程度以及对治疗的反应。该问卷有9个条目，采用4级评分。其评分标准为："0"表示完全不会；"1"表示好几天；"2"表示超过一周；"3"表示几乎每天。评分方法是将9个条目的得分相加为总分，按照总分来分级：0～4分提示没有抑郁情绪；5～9分提示抑郁情绪可能是轻微；10～14分提示抑郁情绪可能为中度；15～19分提示抑郁情绪可能为中重度；20～27分提示抑郁情绪可能为重度。（见附录5）

2. 抑郁自评问卷（SDS）

抑郁自评问卷有20个条目，条目内容涉及抑郁相关的情绪、心理、身体等方面的症状，被广泛用作抑郁的筛查工具。SDS采用4级评分，主要评定症状出现的频率，其评分标准为："1"表示没有或偶尔；"2"表示有时；"3"表示经常；"4"表示总是如此。20个条目中有10项按上述1—4顺序评分，还有10项（第2、5、6、11、12、14、16、17、18、20项）按4—1反序评分。SDS的主要统计指标为总分。将20个项目的得分相加，即得粗分；用粗分乘以1.25以后取整数部分，就得到标准分。按照中国常模结果，标准分的分界值为53分，53～62分为轻度抑郁；63～72分为中度抑郁；73分及以上为重度抑郁。（见附录6）

四、躯体症状的评估

（一）自我感受的评估

应激所致的常见躯体症状有：全身疲惫、无精打采、腹泻或便秘、消化不良、腹胀、头晕头痛、心慌胸闷等。可以根据这些身体不适发生的频率，持续的时间及其对工作、日常生活、社交等的影响程度来评估严重程度。

（二）问卷评估

患者健康状况躯体症状问卷（PHQ-15），是一个简短的自评躯体症状的问卷，可用来筛查成人的躯体化症状。采用3级评分，其评分标准为："0"表示没有困扰；"1"表示少许困扰；"2"表示很多困扰。将15个项目的各个得分相加，即得总分。总分为0～4分，提示无躯体症状；总分为5～9分，提示轻度躯体症状；总分为10～14分，提示中度躯体症状；总分为15～30分，提示重度躯体症状。

五、创伤后应激症状的评估

创伤后应激症状的评估根据主要是自评问卷，最主要的自评问卷有创伤后应激障碍检查表（PCL）。PCL在《精神障碍诊断与统计手册（第五版）》（DSM-5）中的PTSD诊断标准的基础上制定，有20个条目，可用于筛查PTSD、监测治疗前后的疗效以及必要时PTSD的临时诊断。PCL采取5级评分，"0"表示完全没有，"1"表示有少许，"2"表示中等，"3"表示比较多，"4"表示很多。国外的研究提示31～33分是分界值，也可以根据DSM-5中PTSD的诊断标准，每个条目评分为2或更高时认为具有该项症状。因此PCL-5中第1—5条目中至少有一个条目的评分为2及以上，第6—7条目中至少有一个条目的评分为2及以上，第8—14条目中至少有2个条目的评分为2及以上，第15—20条目中至少有2个条目的评分为2及以上，则可以判断为PTSD筛查阳性。

六、针对应激的评估

1. 应激感受量表（PSS）

PSS用来全面评估对应激的感受，是自评问卷。修订后的PSS只有10个条目，采取5级评分，将10个条目的总分相加即得到对应激感受的量。同一种应激对不同的个体来说，应激感受的量可能不同。（见附录7）

2. 应激敏感性问卷（SUS）

个体对应激的敏感程度取决于健康的行为、生活方式、管理应激的各种资源。这个问卷有助于评估个体对应激敏感的程度以及相关的影响因子。SUS有21条目，采取5级评分：“1”表示几乎总是；“2”表示大部分是；“3”表示有时；“4”表示很少；“5”表示几乎不。将每个条目的分数相加即得到问卷的总分。

（李卫晖）

附录1

阿森斯失眠量表（AIS）

姓名________ 性别____ 年龄____

指导语：本量表主要用于记录您对遇到过的睡眠障碍的自我评估。对于以下列出的问题，如果在过去1个月内每星期至少有3次发生在您身上，就请您选择相应的自我评估项目。

1. 入睡时间（关灯后到睡着的时间）

（0）没问题 （1）轻微延迟 （2）显著延迟 （3）延迟严重或没有睡觉

2. 夜间苏醒

（0）没问题 （1）轻微影响 （2）显著影响 （3）严重影响或没有睡觉

3. 比期望的时间早醒

（0）没问题 （1）轻微提早 （2）显著提早 （3）严重提早或没有睡觉

4. 总睡眠时间

（0）足够 （1）轻微不足 （2）显著不足 （3）严重不足或没有睡觉

5. 总睡眠质量（无论睡多长）

（0）满意 （1）轻微不满 （2）显著不满 （3）严重不满或没有睡觉

6. 白天情绪

（0）正常 （1）轻微低落 （2）显著低落 （3）严重低落

7. 白天身体功能（体力和精神，如记忆力、认识和注意力等）

（0）足够 （1）轻微影响 （2）显著影响 （3）严重影响

8. 白天思睡

（0）无思睡 （1）轻微思睡 （2）显著思睡 （3）严重思睡

附录2

匹兹堡睡眠质量指数量表（PSQI）

姓名________ 性别____ 年龄____

指导语：下面一些问题是关于您最近1个月的睡眠状况，请选择或填写最符合您最近1个月实际情况的答案。

1. 近1个月，晚上上床睡觉通常是______点钟。（请按24小时制填写）

2. 近1个月，从上床到入睡通常需要多长时间？

（0）≤15分钟　（1）16～30分钟　（2）31～60分钟　（3）>60分钟

3. 近1个月，通常早上______点起床。（请按24小时制填写）

4. 近1个月，每夜通常实际睡眠______小时（不等于卧床时间）。

（0）>7小时　（1）6～7小时　（2）5～6小时　（3）<5小时

近1个月，因下列情况影响睡眠而烦恼，请选择最适合您的答案：

项　目	无	平均 <1个晚上/周	平均 1～2个晚上/周	平均 ≥3个晚上/周
5. 入睡困难（30分钟内不能入睡）	0	1	2	3
6. 夜间易醒或早醒	0	1	2	3
7. 夜间去厕所	0	1	2	3
8. 呼吸不畅	0	1	2	3
9. 咳嗽或鼾声高	0	1	2	3
10. 感觉冷	0	1	2	3
11. 感觉热	0	1	2	3
12. 做噩梦	0	1	2	3
13. 疼痛不适	0	1	2	3
14. 其他影响睡眠的事情	0	1	2	3
15. 您用药物催眠的情况	0	1	2	3
16. 您常感到困倦吗	0	1	2	3

17. 近1个月，您做事情的精力不足吗?

（0）没有　（1）偶尔有　（2）有时有　（3）经常有

18. 近1个月，总的来说，您认为自己的睡眠质量

（0）很好　（1）较好　（2）较差　（3）很差

19. 您是否与人同睡一床（睡觉同伴，包括配偶等）或有室友？

①没有与人同睡一床，没有室友　②同伴或室友在另外房间

③同伴在同一房间但不睡同床　④同伴在同一床上

如果您是与人同睡一床或有室友，请询问他（她），您在最近1个月是否出现以下情况（以下每一个问题前都显示此表述）：

20. 您在睡觉时，有无打鼾声？

①无　②平均<1个晚上/周

③平均1～2个晚上/周　④平均≥3个晚上/周

21. 您在睡觉时，呼吸之间有没有长时间停顿？

①无　②平均<1个晚上/周

③平均1～2个晚上/周　④平均≥3个晚上/周

22. 您在睡觉时，您的腿是否有抽动或者有痉挛？

①无　②平均<1个晚上/周

③平均1～2个晚上/周　④平均≥3个晚上/周

23. 您在睡觉时，是否出现不能辨认方向或混乱状态？

①无　②平均<1个晚上/周

③平均1～2个晚上/周　④平均≥3个晚上/周

24. 您在睡觉时，是否有其他睡不安宁的情况？

①无　②平均<1个晚上/周

③平均1～2个晚上/周　④平均≥3个晚上/周

附录3

广泛性焦虑障碍7项问卷（GAD–7）

姓名________ 性别____ 年龄____

请您根据过去两周的状况，回答是否存在下列描述的状况及其频率，请看清楚问题后在符合您的选项的数字上面画○。

项　目	没有	有几天	一半以上的时间	几乎每天
1. 感觉紧张、焦虑或急切	0	1	2	3
2. 不能够停止或控制担忧	0	1	2	3
3. 对各种各样的事情担忧过多	0	1	2	3
4. 很难放松下来	0	1	2	3
5. 由于不安而无法静坐	0	1	2	3
6. 变得容易烦恼或急躁	0	1	2	3
7. 感到似乎将有可怕的事情发生而害怕	0	1	2	3

附录4

焦虑自评问卷表（SAS）

填表注意事项：下面有二十个条目（括号中为症状名称），请仔细阅读每一条，把意思弄明白，每一条文字后有四级评分，分别表示：没有或偶尔；有时；经常；总是如此。然后根据您最近一星期的实际情况，在分数栏 1 ～ 4 分适当的分数下画“√”。

项　目	没有或偶尔	有时	经常	总是如此
1. 我觉得比平时容易紧张和着急（焦虑）	1	2	3	4
2. 我无缘无故地感到害怕（害怕）	1	2	3	4
3. 我容易心里烦乱或觉得惊恐（惊恐）	1	2	3	4
4. 我觉得我可能将要发疯（发疯感）	1	2	3	4
*5. 我觉得一切都很好，也不会发生什么不幸（不幸预感）	4	3	2	1
6. 我手脚发抖打战（手足颤抖）	1	2	3	4
7. 我因为头痛、颈痛和背痛而苦恼（躯体疼痛）	1	2	3	4
8. 我感觉容易衰弱和疲乏（乏力）	1	2	3	4
*9. 我觉得心平气和，并且容易安静坐着（静坐不能）	4	3	2	1
10. 我觉得心跳得快（心悸）	1	2	3	4

续表

项　目	没有或偶尔	有时	经常	总是如此
11. 我因为一阵阵头晕而苦恼（头昏）	1	2	3	4
12. 我有晕倒发作，或觉得要晕倒似的（晕厥感）	1	2	3	4
*13. 我呼气吸气都感到很容易（呼吸困难）	4	3	2	1
14. 我手脚麻木和刺痛（手足刺痛）	1	2	3	4
15. 我因胃痛和消化不良而苦恼（胃痛或消化不良）	1	2	3	4
16. 我常常要小便（尿频）	1	2	3	4
*17. 我的手常常是干燥温暖的（多汗）	4	3	2	1
18. 我脸红发热（面部潮红）	1	2	3	4
*19. 我容易入睡并且一夜睡得很好（睡眠障碍）	4	3	2	1
20. 我做噩梦（噩梦）	1	2	3	4

附录5

患者健康问卷（PHQ-9）

请您根据过去两周的状况，回答是否存在下列描述的状况及其频率，请看清楚问题后在符合您的选项的数字上面画○。

项　目	完全不会	好几天	超过一周	几乎每天
1. 做事时提不起劲或没有兴趣	0	1	2	3
2. 感到心情低落、沮丧或绝望	0	1	2	3
3. 入睡困难、睡不安稳或睡眠过多	0	1	2	3
4. 感觉疲倦或没有活力	0	1	2	3
5. 食欲不振或吃太多	0	1	2	3
6. 觉得自己很糟——或觉得自己很失败，或让自己和家人失望	0	1	2	3
7. 对事物专注有困难，例如阅读报纸或看电视时	0	1	2	3
8. 动作或说话速度缓慢到别人已经察觉，或正好相反——烦躁或坐立不安、动来动去的情况更甚于平常	0	1	2	3
9. 有不如死掉或用某种方式伤害自己的念头	0	1	2	3

附录6

抑郁自评问卷（SDS）

填表注意事项：下面有二十个条目，请仔细阅读每一条，把意思弄明白，每一条文字后有四级评分，分别表示：没有或偶尔；有时；经常；总是如此。然后根据您最近一星期的实际情况，在分数栏1～4分适当的分数下画“√”。

项　目	没有或偶尔	有时	经常	总是如此
1. 我觉得闷闷不乐，情绪低沉	1	2	3	4
*2. 我觉得一天之中早晨最好	4	3	2	1
3. 我一阵阵哭出来或想哭	1	2	3	4
4. 我晚上睡眠不好	1	2	3	4
* 5. 我吃得跟平常一样多	4	3	2	1
* 6. 我与异性密切接触时和以往一样感到愉快	4	3	2	1
7. 我发觉我的体重在下降	1	2	3	4
8. 我有便秘的苦恼	1	2	3	4
9. 我心跳比平时快	1	2	3	4
10. 我无缘无故地感到疲乏	1	2	3	4
* 11. 我的头脑跟平常一样清楚	4	3	2	1
* 12. 我觉得经常做的事情并没困难	4	3	2	1

续表

项　目	没有或偶尔	有时	经常	总是如此
13. 我觉得不安而平静不下来	1	2	3	4
* 14. 我对将来抱有希望	4	3	2	1
15. 我比平常容易生气激动	1	2	3	4
* 16. 我觉得做出决定是容易的	4	3	2	1
* 17. 我觉得自己是个有用的人，有人需要我	4	3	2	1
* 18. 我的生活过得很有意思	4	3	2	1
19. 我认为如果我死了别人会生活得更好些	1	2	3	4
* 20. 平常感兴趣的事我仍然感兴趣	4	3	2	1

附录7

应激感受问卷（PSS）

这份量表是在询问最近一个月来您个人的感受和想法，请在每一个题项上作答时，指出您感受或想到某一特定想法的频率。虽然有些问题看着相似，实则有所差异，所以每一题均需作答。尽量以快速、不假思索的方式填答，即不要去思虑计算每一题分数背后之内涵，以期确实反映您真实的压力知觉状况。而每一题项皆有五种选择，请回想最近一个月来，发生下列各状况的频率，在符合的选项上画“√”。

项　目	从不	偶尔	有时	经常	总是
1. 你因为发生了一些意料之外的事情而心烦苦恼吗？	0	1	2	3	4
2. 你感觉你无法掌控生活中的一些重要事情吗？	0	1	2	3	4
3. 你感觉有压力、神经紧张不安吗？	0	1	2	3	4
4. 你认为你对处理个人问题的能力有信心吗？	4	3	2	1	0
5. 你认为一切事情都很顺心如意吗？	4	3	2	1	0
6. 你发现你不能妥善处理你不得不做的事情吗？	0	1	2	3	4
7. 生活中一些容易惹人生气的小事情，你是否能够控制得宜？	4	3	2	1	0
8. 你发现事情都在你能控制的范围内吗？	4	3	2	1	0
9. 你是否会因为一些你无法控制的事情而感到生气？	0	1	2	3	4
10. 你是否觉得困难堆积如山，让你无法克服？	0	1	2	3	4

第八章

我们不是旁观者

——普通大众的心理及其疏导

“1月20日在家收拾了一天，由于武汉入冬后雾霾较严重，每年回武汉准备口罩也成了常态。听说最近武汉在闹‘不明原因的肺炎’，又买了一箱将近三十个口罩。此时，关于新型冠状病毒我们并没有太多了解，想着可能和‘非典’病毒类似，做好保护措施就可以了，而且我家在郊区，人烟较少，实在不行不出门就是了。晚上睡前还在纠结行李的事，突然收到家人的微信，是关于北京、广东、上海确诊新型冠状病毒肺炎的信息截图，紧接着就是连问：

‘过年还回不回来？’

‘能不能退票？’

‘有没有N95口罩？’

‘疫情’‘武汉’‘口罩’‘隔离’几个字非常刺眼，内心的焦虑情绪瞬间被点燃。”

这是一段关于普通人疫情期间生活的描述，我想与大多数人的情况也是符合的。新冠肺炎疫情已持续比较长的时间了，有人开玩笑说自从毕业后再也没有休过这么长的假期，然而这个假期却并没有让我们感到开心，反而带来了各种各样的烦恼：整天待在家里，生活节奏被打乱，睡眠饮食也不规律；每天从各种渠道看到有关疫情的“铺天盖地”的信息，感到恐慌和焦虑，不知道该听信什么；无法集中注意力做事；每天和家人在一起都不知道交流些什么……我们完全像是在经历另外一种生活，却没有做好充分准备。

于是，我们的认知、情绪、躯体、行为、人际关系等都有可能出现不适反应。在疫情的背景下我们也不再是旁观者，而是身处其中。

一、疫情下普通大众的心理特点

（一）情绪反应

在疫情下，焦虑是一种最常见的情绪反应，如对病毒感到不安及恐惧，不自觉地预感到不利情景的出现，并伴有担忧、紧张、不安、恐惧、不愉快等综合情绪体验。焦虑可以伴有明显的生理变化，尤其是植物神经活动的变化，表现为心悸、血压升高、呼吸加深或加快、肌张力降低、口干、胸闷、出冷汗、双手震颤、失眠、厌食、尿频、便秘、腹泻等。焦虑时往往会有不合理的思维存在，如“我很有可能感染病毒并传染给家人”“空气中到处都是病毒”等，正是不合理的思维维持着精神的紧张和身体的不舒服反应。

焦虑本来是人们对情境中的一些特殊刺激而产生的正常心理反应。这次疫情由于其突然性、很强的传染性、信息的爆炸性等都会导致人们出现焦虑反应，只是每个人经历的时间长短不一或程度不同。只有当焦虑症状很突出，焦虑的持续时间及程度均超过一定的范围，以致影响正常的生活、学习、工作时，才被认为是病理性的焦虑反应，称为焦虑状态，严重者可导致焦虑症。

情绪反应还可以表现为愤怒、激动、憎恨、恐惧、悲伤、失望、惊慌、抑郁等，当持续时间及程度超过一定范围，可能导致抑郁症、恐惧症等精神心理障碍。这类障碍的延续能损害一个人的生物化学保护机制，使人抵抗力降低而易罹患疾病。

（二）躯体反应

明显的躯体反应是指一种体验和表述躯体不适与躯体症状的倾向。这类躯体不适和症状没有病理性的改变，但人们却往往觉得症状是躯体疾病导致的，并据此而寻求医学帮助。一般认为，这种倾向的出现是针对心理社会应激的反应。此次疫情下常见的一些躯体反应包括头晕头痛、心慌胸闷、心悸、呼吸困难、气促、恶心、腹痛、腹泻、腹胀、尿频尿急、出汗、肌肉紧张及发抖、乏力、肩背部疼痛、自我感觉发热等。出现这些症状并不意味着身体上的疾病，而可能是一种心身反应。另外，也可能出现睡眠饮食方面的问题，如失眠、食欲下降、体重下降等。

（三）认知问题

认知问题是指个体在知觉、表象、想象、记忆、思维等认知活动中反映出明显的错误认知，严重的认知问题称为认知障碍。人脑所涉及的认知功能范畴极其广泛，包括学习、记忆、语言、运动、思维、创造、精神、情感等。因此，认知问题的表现形式也多种多样，这些表现较少单独存在，多相伴出现。疫情下的认知问题可以表现为记忆力下降，注意力不集中，思维过程变得缓慢，有时失去方向感并感到困惑，无法判断事情的重要性，难以做决定，失去客观性等。也比较容易出现负面认知，夸大风险，不停担心最坏的结果，如总是觉得自己或家人朋友会被感染，担心疫情难以控制、就医困难和物资短缺等。

（四）行为反应

行为反应主要是指因害怕、焦虑和恐惧而产生的一系列行为，当意外事故创伤而致机体发生急剧变化时，将产生一种紧迫感和危机感，其心理行为也随之发生不同程度的变化。过度的心理行为障碍会引起躯体的病态，导致免疫功能下降。具体来说，疫情环境可以导致：活动力增加或减少；很难交流，无法听进疫情之外的话题；情绪激动，易怒，经常和人争吵；没办法休息或放松，持续关注疫情相关信息；无法正常工作，每过一会儿就得看看疫情进展；经常哭泣，与医患、无助者陷入“极度共情”状态；高度警惕，过度担忧，看到任何相关消息，都要转发给周围的人；回避引起（创伤性）回忆的地点；心思都在疫情上，做事的时候容易出现问题。为了获得安全感，可能出现一些强迫行为，如反复洗手、反复消毒。

（五）人际关系及个性改变

在重大的危机事件发生后，部分人会出现人际关系及个性的改变，如：自我隔离；责备自己，感觉自己尤其渺小，什么忙也帮不上；难以给予他人帮助或难以接受帮助；无法享受快乐或乐趣，无法忍受任何娱乐性活动。有些人变得性格孤僻，不愿意和人交流；也有些人对周围人感到格外敏感，凡事都小心翼翼，害怕对方是传染源，对人也变得格外挑剔，总是觉得对方干扰了自己，导致人际关系紧张。尤其在家庭中，天天在一起，彼此间以前一些小的矛盾也可能放大，变得相互之间无法容忍；当然也有可能重新审视家庭成员之间的关系，投入在亲密关系的交流中，改善家庭关系。

二、面对疫情心身反应的自我调整

（一）学会接纳自己的情绪反应

从心理学上讲，遇到危险时出现紧张恐惧，遇到困难和压力时出现焦虑，遇到伤害或损失时出现抑郁无助，都是人的一种正常心理反应。当人们意识到疾病危险的时候会变得警觉、焦虑、紧张甚至愤怒起来，这时我们会动员所有的能量和资源，想尽一切办法，躲避危险。当我们意识到自己暂时失去了健康时，又会产生痛苦、后悔甚至抑郁，这是一种特殊的反应机制，目的是让我们能够总结教训，为以后的生存发展积累经验。

疫情之初，我们谁都不愿相信这是事实，希望这只是一个误会。在这个想法被否定之后，我们意识到自己有可能丧失健康，而且很多不明确因素的存在，确实会引发焦虑、紧张甚至恐惧、愤怒的情绪。在这些焦虑、恐惧等情绪的作用下，我们会立即动员自身全部的经验来应对这种危机，会更关注自己身边的情况，表现出对环境的过分关注和敏感。而当我们发现，对这个疾病自己能够做的实在太少了，亲人朋友也一样无力，不能互相帮助时，我们自然容易产生孤独无助感。焦虑、紧张、恐惧、过分的关注等应该说都是机体采取的一种心理防御措施，我们首先应该接受自己的情绪反应，不要对这些反应感到害怕，这样也就减少了一些不必要的负性情绪和心理负担。

那么如何接纳呢？我们可以尝试通过当面讲述，或借助电话、微信等通信方式向亲朋好友诉说内心感受，来缓解我们的情绪。当然，做一个合格的倾听者也非常重要。“叙事”的力量是无穷的，一个人只要可以把发生过的现象串成一个自己可以理解、接受的故事，虽然事情本身不一定有所改变，但矛盾与挣扎撑起的困扰会消减大半。比如，可以向朋友讲述新冠肺炎疫情给我们的生活和人生带来的种种或好或坏的改变，也许讲完之后你会发现自己有了新的体验。

（二）处理自己的负性情绪

1. 减少因信息过载带来的心理负担

面对危机，尽量控制自己每天接收有关信息的时间，不超过1个小时，在睡前不宜过分关注相关信息，不道听途说，只关注必要的信息，减少杂乱信息的接收。对于处理信息过载的问题，推荐大家做一个靠谱的信息获取工具包。每天仅在固定的时段内，看几个正规信息传播平台如世界卫生组织，各级卫健委官方发布平台，三联、澎湃等一线采写媒体所发布的权威消息……尽量不要过多关注，不要轻信没有明确信息来源的截图、视频。重要的是，不要“被动”刷手机接受消息，要自己决定信息源。

2. 避免“思维陷阱”

一直以来，不是事情本身直接导致我们负性情绪的产生，而是隐藏其后的对事情的认识和看法影响了我们的情绪与行为。面对疫情，一方面，我们需要积极防护和应对，做我们可以做的事；另一方面，对那些我们改变不了的事实，我们可以改变认知与态度。

除此之外，切勿偏听偏信。信息模糊会滋生恐惧，不确定感会导致焦虑，所以每个人都会不由自主地想要了解“究竟发生了什么”，以帮助自己快速做出适当反应，这是一个很自然的正常的反应过程，因为确定感、稳定感、安全感是我们基本的情感需要。但是我们很难意识到自己在关注信息时会偏听偏信，有些人更愿意接收包含“阴谋论”的信息，偏爱小道消息和谣言；有些人更愿意关注负面消息，因而陷入悲观；有些人则过于自信，抱有轻忽和侥幸心理。根据事实（例如：各地政策措施、发病率、死亡率、治愈率、医疗方法的进展、新的药物、存在的困难等），评估自己的担忧是否合理，以合理的认知与态度看待现实发生的事件，尝试以更广阔的视角了解问题的实质与影响。相信问题会带来短暂的影响，但从长远而言，当下发生的事件终将得到改善并成为过去。

3. 将注意力集中在自己的呼吸上

当我们感到焦虑恐慌或是身体出现不适的反应时，可以试着使用平缓呼吸法。刚开始，你可能觉得呼吸有些不自然，但多试几次就能够掌握了。

第一步：通过鼻腔慢而深地吸气到肺的最底部，同时慢慢从1默数到5。其间，尽可能地把空气吸到身体最深处。把手放在腹部，当你吸气的时候，会感到腹部慢慢鼓起来。

第二步：屏住呼吸，慢慢地从1默数到5。

第三步：通过鼻腔或者口腔，缓缓呼气，同时慢慢从1默数到5。如果需要更多时间，就数更久。

第四步：确定已经完全呼出气体后，再正常呼吸两次。

重复上述步骤，每次练习3～5分钟。

（三）积极心态的调整

1. 以积极的信念来调整心态

内部调节的最重要的办法是改变我们的一些不良信念，因为我们的很多情绪反应都与内心评价、态度、信念有关。例如“杯弓蛇影”“草木皆兵”的故事都揭示了我们的情绪反应与我们对事物的看法、态度、信念密切相关。有的人看问题总是能够看到积极的一面，看到水杯中还有一半水，他就能够快乐地喝那半杯水；而有的人看问题总看到消极的一面，只是看到水杯中空的一半，对那剩余的半杯水感到很失望。有的患者得病后总想到检查结果可能不好，药物治疗可能无效，自己身体可能撑不住等消极的方面，甚至绝望地认为自己命运不济，患病是自己的错误导致的惩罚等。如果有这些想法，情绪就会消沉，会消极等待命运的判决，这很不利于身体的康复。有的人却能够想到：结果可能好转，治疗可能有效，医生肯定能够治好自己的疾病，自己患病只是偶然的因素所致。这种人就会很乐观，情绪就不会消沉，会积极配合治疗，这有利于身体的康复。信念的力量非常大，可以改变我们的态度和情绪，可以改变我们的免疫力。同样，我们在全城封锁时，还是要保持乐观的信念，相信科学，相信医生，相信自己，调动一切积极的想法，和消极想法做斗争，以便拥有更好的免疫力，战胜疫情。因此，我们每天可以强化自己积极的信念，以下是一些建议供您参考：

每天早晨醒来的时候，告诉自己：我看到了灿烂的阳光，我看到了胜利的曙光，疫情一定能控制。

我们的身心是一体的。每天就餐吃水果的时候，告诉自己：我要尽量地补充能量，补充营养，这是在照顾自己的身体。

每天睡觉前，告诉自己：我做了一天的努力，该休息了，休息是为了更好地生活和工作，相信明天会更好！

2. 积极联想法

大量研究表明，精神状态可以影响免疫细胞的生成，可以调节植物神经系统和内分泌系统的功能，因此，积极的联想可以对自己的身心起到很好的调节作用。积极的冥想练习被证明可以提高人的免疫力，在很多病人身上起到了很好的效果。下面教大家一种冥想练习，在每天休息的时候可以用10～15分钟的时间做1～2次这种练习，您还可以发挥自己的想象力，根据自己的经验改变冥想的内容，不必拘泥于以下内容。

首先，请平躺在床上，使自己的身体十分舒适，闭上眼睛，缓慢地呼吸，要使自己能感受到气流经过鼻孔的感觉，如吸入空气的清凉和呼出空气的温暖。这样缓慢呼吸3分钟，逐渐使自己的意念集中在肺部，想象自己的肺部像一片黎明时分的森林。现在有些雾气，有些阴暗，随着自己的缓慢呼吸，雾气被你从鼻孔一点一点地呼出，太阳一点一点地从黑暗中升起，霞光透过雾气和黑暗照耀着森林，鸟儿开始鸣唱，露珠开始闪光，你慢慢可以看清森林的绿色和花草的缤纷。仍然深深地慢慢地呼吸，仍然想着雾气和黑暗都被你一点一点地呼出体外，森林越来越清晰，花草越来越鲜艳，飞鸟越来越多地在林间飞翔欢唱，露珠像珍珠一样在草尖上、树叶上闪光。慢慢地深深地呼吸，想象着你肺部的森林也在微风中呼吸，清风吹散了迷雾，阳光驱散了阴霾，你的心情像鸟儿一样，在清风中飞舞……你继续缓慢地呼吸，深深地呼吸，想象森林也在呼吸，微风是森林的呼吸，氧气在森林中流动，溶在森林的小溪中，想象着小溪就像你的血管，氧气使小溪更加清澈，更加欢快，鱼儿在水中自由游弋，吞食着水中腐败的东西，净化着小溪，就像你体内的免疫细胞在吞食病毒颗粒一样，你的血液得到净化，更有活力……你继续缓慢地深呼吸，想象森林在随着你的呼吸而拂动，想象着小溪随着你的呼吸而流淌，当你感到十分舒服的时候，可以静静地体验这种感觉……然后慢慢地睁开眼睛，结束这一次冥想练习。

3. 改变自己的行为来调整心态

为了调节我们的心态，除了改变态度和信念，我们还要相应地改变行为模式才能适应疫情中的生活。疫情期间的交通管制，使我们的活动范围受到了限制，我们的行为模式也需要做出及时的调整来适应当下的生活。面对新环境，有的人变得消极退缩，活动减少，整日默默不语；有的人变得焦躁不安，牢骚满腹，怨天尤人，经常和别人发生争执；有的人却能积极配合预防和配合治疗，每天关注周围发生的事。不同的行为模式，可能会产生不同的情绪反应。太消极的行为不利于和人沟通交流，太急躁的行为不利于平静休息，容易引起人际矛盾。我们可以适当锻炼、积极防护，可以抓紧这个假期，和家人、朋友好好谈谈心、增进情感；也可以观察一下身边的新事物，看看窗外的蓝天白云、树木花草，会冥想的可以练习冥想，会打太极拳的可以打打拳，会唱歌的可以哼哼小调。总之，只有你做出了行为的改变，才能使自己心态平和，看到生活中的美好和希望。

（四）先照顾好自己，再关心别人

你可以尝试以下方法进行自我关怀，关照自己的情绪：

（1）写下三件今天发生的让你平静或者快乐的事情。你可以把它们写在便利贴上，贴在床头、电脑旁边等显眼的位置，感到沮丧时，看看它们。

（2）用对待好友的方式对待自己。想象你的好友在你跟前，当他告诉你他很自责时，你会说些什么来安慰他、支持他？然后把这些话说给自己听。有时我们对他人很宽厚，却对自己很严苛。

同时也希望你知道如何原谅自己的“无能为力”，守护好自己的边界；保持理智，警惕情绪耗竭；不要过度恐慌，也不要过度放松。因为，你得先照顾好自己，才能够照顾好他人。

（五）必要时求助心理医生

如果你或周遭的人有下列的感受或状况，并持续超过2周以上，请尽快就医或寻找专业心理咨询师求助：

（1）恐惧，无法感觉安全；

（2）对自己或是其他任何人失去信心；

（3）自尊丧失，感觉羞耻，痛恨自己；

（4）感觉无助；

（5）感觉空虚；

（6）感受变得迟钝及麻木；

（7）变得退缩或孤立；

（8）睡眠状况恶化。

及时发现自己的消极情绪并用科学的方法来解决，是非常明智的做法。大家可以关注全国各个地方的心理热线或者心理服务平台，如果当地有精神心理专科医院也建议当面就诊。时刻记住：寻求帮助是心理疗愈中非常重要的一环。

（罗兴伟）

第九章

与病魔抗争的痛苦

——新冠肺炎患者的心理及其疏导

被感染而确诊为新型冠状病毒肺炎患者是很不幸的，他们需要承受病毒带来的各种躯体不适，同时心灵深受打击，甚至与焦虑恐惧相伴。然而，从某种角度上来说，他们又是幸运的，因为他们有强大的祖国作支撑，有亿万同胞在为他们祈祷，有众多的医务工作者在呵护着他们……

一、对于轻症新冠肺炎患者

35岁的小李，是两个孩子的妈妈，2020年2月1日出现身体乏力、咳嗽及低烧的症状，3日到当地人民医院就诊，经过一系列检查及等待，最后确诊为新冠肺炎患者，7日接到前往武昌方舱医院住院治疗的通知。接到通知后的小李又高兴又害怕：高兴的是终于可以住院去治疗了；害怕的是病人那么多而医生那么少，自己不会被细心救治，万一自己的病情变严重了而在那里得不到及时救治怎么办？她还担心自己不能适应几百个病人在一起的群居生活，也害怕自己的病情会受到病友的影响而加重。内心充满担忧害怕的小李，最后还是入住了方舱医院接受治疗。

进入方舱医院后，小李发烧的症状已经消失，仅仅表现出咳嗽、咳痰及活动后容易出汗的症状，但一下子难以适应众多患者一起居住的环境，对统一的配餐没有胃口，食欲较差，担心、紧张的情绪没有缓解。除此之外，小李还因为想念家里的两个孩子而郁郁寡欢，对病友有较强的防备心理，很少与他人交流，长时间躺在床上睡觉或浏览当天的疫情信息，到了晚上就辗转难眠。

在新冠肺炎的救治过程中，像小李这样的轻症患者主要集中于方舱医院。方舱医院是国家为集中救治确诊轻症患者而紧急建立的，能容纳上千张床位，大大缓解了正规医院的床位压力。同时，把确诊的新冠肺炎患者集中在一起进行治疗，有效隔断了病毒的传播。方舱医院在新冠肺炎救治方面起到了重要作用。

症状较轻的新冠肺炎患者大都能很快适应舱内的生活，也能配合医护人员积极治疗，但由于方舱医院硬件条件不足，收治的患者人数多，人员聚集性高且疾病具有较高传染性等，部分患者存在恐慌、焦虑等心理问题，个别患者由于亲属、朋友等患新冠肺炎去世而出现创伤后应激障碍，有少数患者因无法适应群居生活而容易烦躁，也有患者因见不到家人而闷闷不乐。

（一）轻症患者的心理问题

1. 情绪反应

情绪反应主要有感到担心、紧张、不安、害怕，容易烦躁，脾气大，抱怨增多，甚至对疫情信息感到愤怒，兴趣下降，闷闷不乐等。如：有人担心自己的病情会加重，害怕别人身上的病毒进一步感染自己；有人经过几天治疗，复查肺部CT仍旧提示肺部情况严重，就变得烦躁，抱怨医生医术不高等。

2. 认知反应

认知反应包括注意力不集中、记忆力减退、思维不清晰、决策困难、自觉脑子反应变慢、总是想不好的事情、对未来失去信心等。如案例中提及的小李也存在容易忘事，觉得自己变笨了的情况。

3. 行为反应

行为反应包括回避、依赖、敌对等。如：有的患者表现懒惰，活动减少；有部分患者反复找医务人员反映自己存在的症状，反复询问为何还没有好彻底，迫切希望自己早点出院；还有一部分患者则不相信医生的判断，坚持认为自己没有好彻底，需要继续治疗并拒绝出院。个别患者出现冲动性、攻击性、伤害性的言语和行为，如辱骂病友和医务人员等。

4. 躯体反应

躯体反应包括头晕头痛、心慌胸闷、心率加快、血压升高、呼吸不畅、恶心想吐、胃腹部不适、食欲差、尿频尿急、出汗、肌肉紧张及发抖、双腿乏力、肩背部疼痛、自我感觉发冷或发热等症状。尤其是在担心、紧张、不安的时候出现上述躯体不适，或会变得更加明显。

5. 睡眠障碍

睡眠障碍包括入睡困难、睡眠浅、早醒、多梦且多噩梦、半夜容易醒来、醒后难以入睡等。有些患者则表现为睡眠过多，睡不醒，醒来头脑不清醒。

（二）对轻症患者心理问题的调节

针对上述可能存在的心理问题，可以通过以下几个方面进行调节：

1. 建立对疾病的客观认识

远离让自己焦虑的信息，只相信权威的官方媒体的信息，不轻信和传播来自非官方渠道的疫情信息，做到不信谣、不传谣。同时，不过度关注疫情，以免造成替代性创伤。

2. 接纳当前处境

接纳目前需治疗或隔离的处境，觉察自己的各种心理及躯体反应，包括害怕、悲伤、孤独、自责等情绪反应以及躯体不适感。要明白此时的惊慌、害怕甚至恐惧都是正常的反应，不要试图去压抑或强装镇静，相反要学会接纳并表达这些不良情绪。

3. 保持信心并积极配合治疗

要坚定地相信国家的力量及医护人员的医疗技术，保持积极乐观的心态，进行自我鼓励和肯定，坚定治疗成功的信心，积极配合治疗。尽管存在一些困难，但要相信病毒最终会被打败。

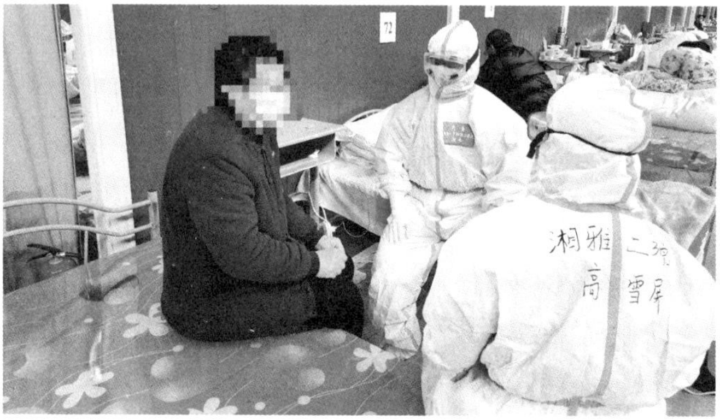

本书作者给患者进行心理辅导（拍摄于武汉武昌方舱医院）

4. 规律生活作息，放松练习，适当运动

制订合理有序的每日活动安排，尽量维持正常的生活作息，每天同一时刻起床，避免躺在床上玩手机、晚上不睡白天补觉等。积极关注当下，做自己眼前能做的事情，寻找自己喜欢的放松方式来让自己转移注意力，如听音乐、写日志，也可以进行肌肉或呼吸放松训练等，这样能帮助我们缓解压力、改善睡眠。在身体允许的情况下进行适当的运动能帮助减少精神上的紧张，提高自信心，增强自我效能感，缓解沮丧感，让我们感到欢愉和满足。

5. 寻求社会支持

利用现代通信手段加强与亲朋好友、同事等人的交流，倾诉感受，排遣不良情绪，获得支持与鼓励。还可以与病友多沟通，相互鼓励与倾诉，互相支持与帮助，彼此温暖。当你在鼓励和帮助他人的时候，承担了助人者的角色，有助于增强心理韧性。

6. 寻求专业人士的帮助

必要的时候可以寻求心理卫生工作者的帮助，或拨打全国的心理援助热线寻求心理帮助。当睡眠问题严重时可寻求精神心理医生的帮助，在专业医生的指导下可短暂、按需使用助眠类药物。

二、对于重症新冠肺炎患者

患者，女性，56岁，因发热19天于2月10日凌晨4点入院。

既往有高血压病史10年，胆囊结石病史10年。

胸部CT提示双肺多发斑片影，以右侧为主，部分累及胸膜。

核酸检测新冠病毒阳性。

入院查体，吸氧状态（面罩给氧，流量10 L/min）下，血氧饱和度（SaO_2）为94%，心率78次/分，体温38℃。呼吸急促，不能平卧。

入院后1周，患者诉夜里整晚未睡，担心自己的家人，哭泣，卧床少动。

这位患者可能出现了什么心理问题呢？如何进行心理疏导呢？

在重症病房，除了新冠肺炎疾病本身的症状，如发热、咳嗽、头晕头痛、疲乏无力、没有食欲、胸闷憋气外，有的患者感到特别恐惧，表现为过分害怕、提心吊胆、害怕自己很快就会死掉，伴随出现气促、窒息、濒死感等；有的出现冷汗、手抖、站立不稳，心情非常紧张、害怕，担心疾病预后。

（一）恐惧情绪

恐惧情绪在重症新冠肺炎病人中是比较常见的。恐惧是面临或预感到危险而又缺乏应付能力时所产生的带有受惊和危机体验的情绪，会降低人们应对疾病的积极性。恐惧的产生不仅仅是由于危险情境的存在，还与个人排除危险的能力和应付危险的手段有关。新冠肺炎这种突发的新型急性传染病，医学界在认知上尚不充分，普通人更是知之甚少，因此很容易出现恐惧心理。新冠肺炎有一定的死亡率，而且目前还没有特效药物可以治疗。当亲人去世时，也会增加我们对疫情发展的恐惧。

那么出现了恐惧情绪该怎么办呢？恐惧起源于对周围环境的不确定感，对新冠肺炎的未知，使我们失去了安全感，因此，我们可以按照以下方法来调整自己。

1. 了解新冠肺炎

了解新冠肺炎诊治方面的国内外最新进展、疾病的发展规律、隔离治疗的必要性及治疗方法对缓解病情的重要性，对新冠肺炎的治疗有科学正确的认识，以树立战胜疾病的信心。多了解有关新冠肺炎的正面信息，如重症病人痊愈出院的案例，了解此病的可治愈性，消除不必要的恐慌心理，接受现实并正确对待，激发战胜疾病的信心和勇气，以早日走向康复。

2. 不信谣，不传谣

倘若无法甄别信息的真假，便不去看非权威官方途径发布的信息，相信党和政府的正确决策，相信自己得到的是最好、最有效的治疗。不仅仅是自己和医护人员在与新冠肺炎做斗争，整个社会都是自己战胜疾病、恢复健康的坚强后盾。

3. 尽可能保持规律作息

按时起床、就寝，保证一日三餐，注意营养均衡，安排适宜的娱乐活动，如看网络电影、看小说、听音乐，安排适宜的锻炼，如瑜伽、做操、原地走动、平板支撑等，有张有弛。

4. 冥想放松或呼吸放松

每天早晨醒来尚未起床时、中午午休前、晚上入睡前均可跟随指导语进行冥想放松或呼吸放松练习。其要点是：采取一个舒适的姿势，如平卧或者坐着，闭上眼睛，将注意力集中在自己的呼吸最明显的部位，感受空气进出鼻腔、胸腔的感觉，每次练习10～15分钟。

5. 寻求专业帮助

当感到自己非常恐惧，采用以往的应对方式均不能很好地应对时，可以通过病区的医护人员联系精神心理医生或专家寻求专业帮助，进行心理治疗或者药物治疗。

所以，出现了恐惧情绪也不要害怕，这是正常的反应。提醒自己做好心理调适，如果自我调适无法减轻恐惧情绪，及时寻求专业帮助。

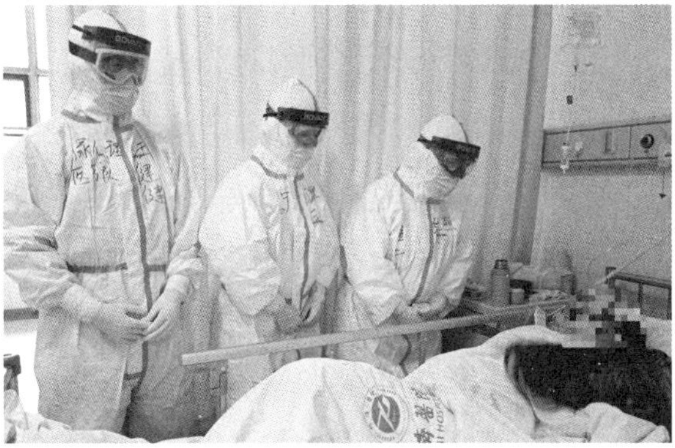

本书作者为重症新冠肺炎患者进行心理辅导（拍摄于华中科技大学同济医院中法新城院区）

（二）抑郁情绪

除了恐惧情绪外，重症患者还可能会出现抑郁情绪，严重的甚至产生悲观绝望的心理，表现为情绪低落、高兴不起来、精神萎靡不振、少言寡语、动作减少、食欲差、失眠早醒等，如有的人总是想着不好的事情，对生活没有信心，感到一点希望都没有了，甚至写了遗书。

我们每个人都经历过不开心的事情，但一般持续时间较短，很快就能恢复。由于治疗需要，所有的新冠肺炎患者均在定点医院进行隔离治疗，其中重症患者要单独隔离，长时间独处，不能与亲人、朋友相见，其活动空间狭小。他们面对的是严密防护、全副武装的医护人员，听不清医护人员说的话，也看不清医护人员的表情。同时医护人员的这种着装本身也会给患者造成心理压力，时间一长，有的患者可能产生孤独感和抑郁情绪。一家几口人都被感染，有的人会认为家人被感染了都是自己造成的，因而感到自责内疚。看到一些重症患者去世的信息时，有的人想着自己也可能会发展到那一步，因而感到绝望。

那么出现了抑郁情绪该怎么办呢？其抑郁主要起源于被感染和被隔离，又因病情较重而郁郁寡欢。可以按照以下方法来调整自己。

1. 寻求社会支持

如果抑郁情绪是由于被隔离的孤独感造成的，我们需要理解隔离是为了更好地观察治疗，也是保护亲人的最好方式。每天和亲友视频或电话聊天，将自己的担忧都说出来，感受家庭的温暖，缓解抑郁情绪。研究证实，具有较高社会支持的人群，其发生心理问题的可能性较低。

2. 觉察自己的抑郁情绪

有时候我们不开心，不想说话，旁人能感受到我们的心情不好，但可能我们自己却没有察觉到。因此，第一步是要察觉这种不良情绪，了解抑郁情绪有哪些表现，如发觉自己心情不愉快、兴趣下降、没有动力时，要提醒自己是不是抑郁了。

3. 接纳自己的抑郁情绪

有抑郁情绪并不可怕，接纳它是自我调整的第一步。接纳不是被动地接受、忍受抑郁，放弃自己的原则和价值观。事实上，接纳意味着我们愿意看到抑郁的本来面目，愿意与抑郁和平相处。当我们看清了抑郁，就能做出智慧的选择和改变。抑郁已经发生，已经存在了，我们只是提醒自己，去接纳、包容抑郁，对我们的抑郁保持全然的开放，帮助自己疗愈、成长、改变。

4. 觉察导致抑郁的想法

当我们觉察到抑郁情绪并接纳抑郁情绪后，理解抑郁情绪的背后是我们未被满足的需求，我们要看到和承认抑郁情绪背后的信息。冷静地分析，认清抑郁情绪的产生源于自己的一些想法，例如：自己感染了，大家以后都会戴着有色眼镜看自己；家人感染了，都是自己的错，可能再也见不到他们了；自己会很快死掉；等等。

5. 观察导致抑郁的想法

据研究统计，人的大脑大约每天可以产生6万个念头，其中大部分是负面的、重复的，人的很多时间都消耗在思考上，如幻想或担忧未来还未发生的事。当我们可以觉察到自己的想法，以及我们与这些想法之间的关系时，我们就可以学会退一步去观察这些想法，就可以发现想法不是永恒的，它们会出现、存在或消失。我们不评判，不急着做出反应，要学会训练自己的大脑，静观这些思绪来来去去，而自己不为其所困。

6. 寻找正性的情绪

另外，我们还可以努力寻找正性的情绪。比如多和心态积极的人联络、打电话、视频聊天，聊一聊开心的事情；听一些令人开心的歌曲，做些自己喜欢的事情，看看喜剧片，读些幽默的故事，讲些笑话等。保持微笑，让自己心情好起来。

7. 适当运动

运动时，大脑会释放一种名叫脑源性神经营养因子的物质，它可以让我们觉得心情放松。与此同时，大脑会释放一种名叫内啡肽的物质，可以减轻疼痛感，让我们变得开心。在隔离期间，如情况许可，我们可以在室内做操、原地行走等，做一些能力范围内的运动。

所以，出现了抑郁情绪不要害怕，这是正常的情绪反应。提醒自己采取以上的心理调适方法，但如果抑郁情绪持续时间超过2周，且采用以上方法均没有明显缓解，则需要寻求精神心理专业人员的帮助了，必要时需要药物治疗。

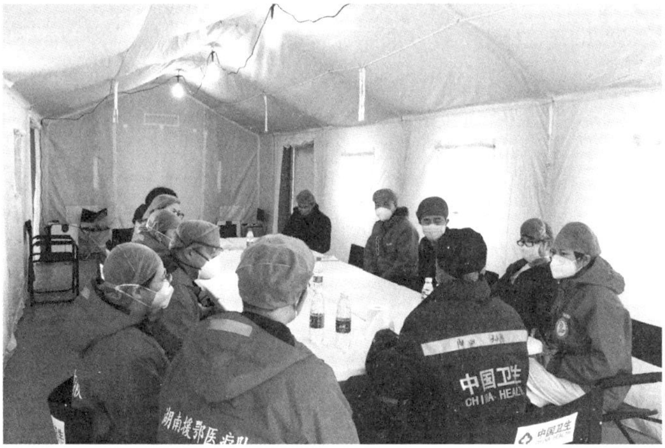

本书作者参加心理危机干预工作会（拍摄于武汉青山方舱医院）

（三）失眠

失眠在重症病人中也是非常常见的，表现为入睡困难、睡不着、夜里总是惊醒、早晨比平时醒得早，有的甚至整夜未眠。

睡眠是人类必需的生理过程，可以帮助我们恢复精力、巩固记忆以及提高免疫力等。在重症病房中，环境的改变、睡觉时不能关灯、周围治疗仪器的声音嘈杂、身体被约束或者有一些治疗用的管道，加上白天看到的疫情相关信息，脑子里的不好想法和担心害怕会直接影响患者的睡眠。另一方面，患者认为不睡觉抵抗力就会下降，害怕自己的病情会因为失眠而加重等，精神始终处于高度紧张状态，睡意全无，辗转反侧，难以入眠。

那么出现了失眠该怎么办呢？我们要了解失眠的原因，按照以下方法来调整自己。

1. 控制睡觉时间

为了更好的睡眠质量，很多人会提前上床睡觉，目的是延长自己的睡眠时间以增强抵抗力。患者躺着的时候并不一定都在睡觉，睡不着的时候就在床上看手机、打电话、聊天等，以及开灯睡觉，这些不良睡眠行为与床建立了一个“清醒连接”，即上床意味着“不睡觉”，从而导致入睡困难等，与最初的目的背道而驰。我们需要将上床时间尽可能地接近实际睡眠时间，改变自己对睡眠的预期，同时不在床上做与睡眠无关的行为，保持一个良好的睡眠环境，降低噪声、光线的影响。

2. 书写烦恼记事本

面对疫情蔓延，担心焦虑是正常的，但也没有必要到闻之色变、草木皆兵的地步。如果白天一直关注新冠肺炎新闻，那么在睡觉之前可能仍有一些担心或者恐惧的想法挥之不去。这时可以准备一个烦恼记事本，将这些担心记下来，留待明天再找亲友进行电话或视频交流，保证当晚的轻松睡眠。

3. 放松训练，保持平稳心情

无论白天和夜晚，对自己病情的持续关注，都会使机体处于一种应激的状态。这种应激状态将激活人体的清醒系统，从而导致睡眠变浅、容易醒、睡眠维持困难、比预期时间醒得早等问题。放松训练是降低身体心理或生理唤醒水平的重要方法，目的是降低与失眠相关的躯体和心理焦虑，使内心平静并放松身体。具体方法包括正念放松法、认知或冥想放松法、腹式呼吸放松法、渐进性肌肉放松法等。

4. 保持适量活动

住院期间，每日运动量显著下降，导致睡眠的驱动力降低，入睡所需的时间延长，或者夜间睡眠较浅、多梦等问题的出现。因此，必须保持适当的运动，如轻体力运动瑜伽或踏步等。建议制订一个运动计划，安排自己的睡眠、运动、娱乐时间。已经出现失眠者白天避免午睡，以此增加睡眠驱动力，帮助晚上轻松入睡。这种入睡轻松和睡眠维持的成功经验在心理上是很重要的，它可以重塑失眠者对睡眠的信心。

5. 出现严重睡眠问题及时就医

如果采用以上的方法均不能改善失眠问题，如频繁做噩梦、整夜不眠、情绪不稳定、恐惧、绝望甚至精神崩溃等，应寻求精神心理专业人士的帮助，以保障自己的睡眠。

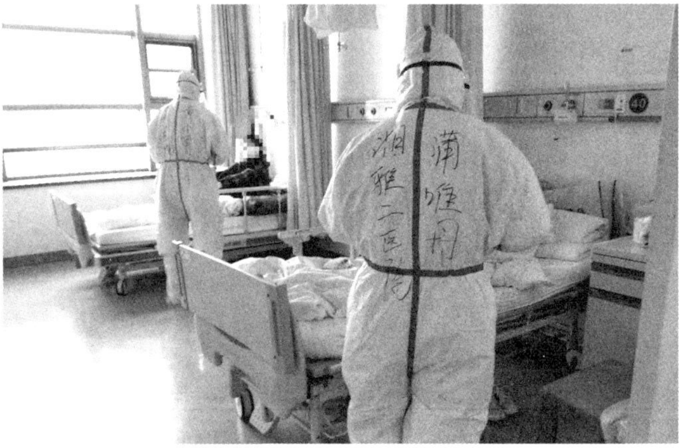

本书作者为重症新冠肺炎患者进行心理辅导（拍摄于华中科技大学同济医院中法新城院区）

所以，出现了失眠也不要害怕，这是很常见的。提醒自己采取以上的助眠方法，如果采用以上方法均没有明显缓解，或因治疗过程无法自如活动，则需要找医生及时反映自己的症状，采用适当的药物辅助睡眠。

（张小崔 梁敉宁）

第十章

对患病亲人的担忧

——新冠肺炎患者家属的心理及其疏导

“我担心家人的安危，也担心自己被感染了。”

这是工作人员从新冠肺炎患者家属群体口中听得最多的一句话。患者的家属显然在疫情中承受着巨大的压力，是心理问题或者心理危机频发的高危人群。当家中有亲属被感染，尤其是病情复杂或者病情较为严重，又或者家中多人甚至全家都感染的极端情况下，患者家属常常出现担心、焦虑、害怕、恐慌、无助、抑郁等负面情绪。对于这种突如其来的新型传染性疾病，新冠肺炎患者家属常常一无所知，容易轻信谣言和出现盲从的心态。他们不仅需要担心自己亲人的病情和可能造成的不良后果，同时作为密切接触者，还会担忧自己和其他家人有被传染的可能性。事实上，他们可能比患者面临更大的心理压力，这种双重担忧会导致更严重的焦虑和恐慌情绪的产生。

一、新冠肺炎患者家属的心理特征

（一）否认

个体处于急性应激状态下，第一反应通常是不接受现实，否认现实。患者家属可能会不相信自己的亲人感染了新冠肺炎，认为医生的诊断是错误的，自己的亲人仅仅是患了普通的感冒或者其他原因引起的肺炎。他们可能纠缠医护人员，反复询问检查结果的可靠性，或者追问疾病目前的严重程度，甚至反复质疑医生是否还有其他辅助检查没有做。他们抱着侥幸的心理，以期望和幻想来替代现实，甚至可能会对患者的疾病视而不见，掩耳盗铃，从而造成患者病程迁延，失去最佳的治疗和干预时机。这种否认的心理后续还可能造成严重的社会性问题，比如，由于未对患者采取隔离和治疗措施，从而导致其更长时间与更多人群的近距离接触，最终出现更多的感染病例。

（二）愤怒与自责

在确认亲人感染新冠肺炎后，患者家属还可能出现愤怒的负面情绪。这种愤怒的情绪可能指向外部，也可能指向内部。指向外部的愤怒可能针对的是家人、医生、社区，甚至社会，比如有些患者家属会责怪家人为什么不听自己的话出去聚会而导致感染；有些患者家属则把愤怒的情绪指向医生，认为医生的诊疗方案不清楚，或者对患者不够负责等；更有甚者，有些患者轻信网络上的一些谣言，把家属感染新冠肺炎归咎于社会或者国家。而指向内部的愤怒主要是指针对自己的，某些患者家属在得知亲人被感染以后，认为自己没有照顾好亲人，把亲人患病归为自己的责任。比如，我们在武汉干预疏导的一位患者家属就认为，自己没有阻止妻子年前去参加同学聚会，从而导致妻子被感染，最后连岳父岳母都被感染。他把这一切归咎于自己没有及时劝说妻子，终日悔恨不已，自罪自责，无法释怀。无论是指向外部还是指向内部的愤怒，都对解决问题无济于事，甚至会影响患者和自身的心理健康，使得问题更加严重。

（三）污名化与隐瞒

由于新冠肺炎传染性强，社会大众普遍出现了对新冠病毒的恐惧及担忧，对患者及其家庭的排斥，甚至对疫区人员的辱骂等不良反应和行为。患者家属可能由于害怕被人嫌弃和憎恶，隐瞒亲属患病情况，甚至偷偷地进行治疗。这种污名化和隐瞒会使得患者家属加重焦虑和担忧，始终处于一种慢性应激的状态中。

（四）焦虑与抑郁

上述的任何不健康的心理状态与过程都可能导致患者家属最终出现焦虑和抑郁。他们既担心亲人疾病的治疗及其预后的情况，又担心自身被感染，还担心家中其他亲人的健康状况，在各种压力下，还要继续承担照顾家庭的责任。在这种慢性应激的状态下，他们可能会四处搜集新冠肺炎的信息，每天沉浸在海量的关于新冠肺炎的新闻与报道中，而不断更新的确诊患者数量及疫情的发展状态都会让他们感到恐惧和害怕。他们过分关注自身与家人的健康状态及患者的病情变化，无法转移注意力到生活或者工作上，持续的焦虑状态使部分人群可能进一步出现躯体化症状和失眠等。焦虑状态下的躯体化症状包括头晕、胸闷、心慌以及胃肠道不适等，这些躯体化症状会进一步加重患者家属的惊恐情绪（他们害怕自己也已经被感染），严重时可能出现心悸、气促以及濒死感等惊恐发作症状而求治于医院急诊。

此外，在海量信息的冲击下，兼之医学专业知识的不足，他们可能采信网络上的一些错误信息，比如用饮酒、抽烟等方式来缓解焦虑，这些不良的生活习惯反而会损害他们的身体健康。极少数人甚至采用酗酒、大量吸烟、乱吃药等方式来消除恐惧感，从而可能引发酒精以及药物成瘾等问题。

患者家属的情绪问题如果持续发展，可能会成为抑郁。在持续的应激与无助的状态下，他们可能逐渐出现情绪低落、日常兴趣及动力减退、时常自罪自责、乏力、精力衰退、失眠、容易激惹等症状，最终可能发展为抑郁症，出现认知功能（记忆力和注意力）减退甚至自杀的情况。一旦发展到抑郁症，他们会感觉毫无希望，认为这种疾病无法治愈，或者担心患者进一步将疾病传染给家人；部分患者家属可能表现为易激惹状态，抱怨和迁怒他人，不配合国家防疫政策，不戴口罩到处乱窜，在公众场合或者网络平台发布不利于社会和国家稳定的言论，严重时甚至出现攻击社区防疫人员等冲动行为。

（五）居丧反应

还必须指出一种比较极端的情况，那就是新冠肺炎患者经医治无效死亡后，部分家属可能会出现居丧反应。居丧反应是指个体对亲属死亡这一生活事件的应激反应所导致的抑郁、悲伤或悲痛的状态。一般居丧反应会经历四个阶段：

1. 否认期

这一阶段，个体无法接受亲人离世的事实，陷入对亲人的各种回忆中，可能出现情感麻木、少言寡语、缺乏与人交流等情况。

2. 自责期

这一阶段的一大特点是个体由于陷入对亲人的思念之中，情绪持续低落，引起认知方面的偏差，主要表现为将亲人感染新冠病毒及离世归咎于自身，自责，自我埋怨，无法原谅自己。这一阶段，个体甚至可能会自暴自弃，出现酗酒闹事、沉迷网络等不良行为。

3. 抑郁期

个体经历了否认期和自责期后，如果情绪没有得到合理的宣泄，可能会渐渐出现情绪持续低落、兴趣和动力减退、回避一切社交等情况，严重者甚至会自残、自杀。

4. 恢复期

在这个阶段，个体逐渐接受亲人的离世，开始审视自己的现状，思考自己的人生和承担的责任，并尝试进行与其目标和责任相符的活动，包括社交互动、工作以及照顾家人等。在注意力逐渐转移至现实生活中后，个体开始逐渐恢复正常的生活。

二、新冠肺炎患者家属的心理疏导

新冠肺炎患者家属在面对亲人患病，自身可能被病毒感染，同时还要承担照顾家庭的责任等多种压力时，会产生一系列不良情绪反应或者应激反应。要知道，在压力情境下出现适当的应激反应是正常的，这是人类处理危险和应对威胁的必要生理和心理准备状态。因此，负性情绪不可能完全消失，作为这个群体的人们首先需要接受疫情下的这种特殊心理状态，无须过于担心自己的心理和情绪状态。同时，负性情绪是可以进行有效疏导、有效管理和适度控制的。人们需要采用科学的心理学方法有意识地管理自己的情绪，合理地宣泄自己的情绪，既保持适当的情绪体验和行为反应，又预防或者避免过激的情绪与行为反应。情绪管理的方法一般包括认知调节、行为调节、情绪宣泄、寻求支持、及时求助等。

（一）正确识别自己的情绪

患者家属在得知亲人被感染后，不可避免地会出现紧张情绪。此时，个体需要对自己的情绪进行识别，即紧张的情绪是适度的还是过度的。识别情绪反应是否过度一般有三个维度：时间维度、严重程度和情绪范围。时间维度：是否近期每天多数的时间都处于紧张和担忧的情绪中，且连续超过两周。严重程度：紧张或焦虑的情绪是否影响正常的生活和工作，比如由于紧张无法正常起居、做好个人卫生、照顾家人等。情绪范围：情绪紧张所针对的事情有没有泛化。泛化是指已不仅仅对亲人的感染出现紧张情绪，而是无来由地紧张或焦虑，即无具体事物指向性地紧张或焦虑。如果符合上述三个维度关于情绪过度反应的描述，那就代表出现情绪异常，需要引起自己的高度重视了。反之，如果紧张情绪能够控制在一定的时间维度中，基本不影响正常的生活与工作，也没有出现泛化，那么就是正常的情绪反应，则不必对此过于纠结。学习正确地识别自己的情绪，日常生活中做到规律地认识自己的情绪，才能对情绪进行管理及疏导。

（二）合理宣泄情绪

应激状态下的情绪是包括人类在内所有动物面对危机时的正常和自然反应，适当的应激和情绪激发与生理唤醒几乎是同步的，它们的作用就在于帮助个体更好地应对威胁或者危机事件。因此，无须因自身目前的焦虑、抑郁等应激情绪而自责，甚至自我贬低。过度压抑情绪可能会使情绪困扰更加严重，而合理适度地宣泄则可以把不良情绪释放出来，从而缓解负性情绪。因此，无论是正常的情绪反应，还是过度的情绪反应，合理宣泄是患者家属需要掌握的一种心理疏导的方法。合理的情绪宣泄有多种方法。

第一，多与家人以及亲朋好友交流，尤其应与患病的家人加强联系。一方面，可以了解亲人病情的进展，而不是沉浸在漫无边际的紧张和恐慌中；另一方面，也能让患病的家人了解家中情况，舒缓紧张担心的情绪，从而有利于增强免疫力，促进病情的改善。

第二，进行适当的体育运动，通过体力活动来宣泄负性情绪。科学研究早已证明，体育运动对慢性和急性应激下的情绪障碍都具有显著的预防作用。一旦发泄完毕，情绪也就随之平静下来，思维也能冷静下来处理好各类事务，从而形成正性的循环。需要注意的是，宣泄负性情绪需要增强克制力，采取正确的方式，选择适当的场合和对象，以免引起不必要的矛盾和纠纷。

（三）认知调节

从认知心理学上讲，我们可以通过心理暗示或者转移注意力等认知方式进行自我情绪的调节。心理学实验表明，当一个人总是给自己负性的暗示，比如，总在脑子里默默地想“我好痛苦”“我好紧张”等语句时，他就会变得痛苦或者紧张，甚至会出现心跳加速、呼吸急促等躯体症状。反之，如果默念“我很高兴”“我很有力量”等语句时，他就会变得高兴和充满力量，从而产生愉快的体验。由此可知，精神世界的内部语言活动既能唤起人们痛苦或不愉快的体验，也能唤起人们愉快而充满力量的体验。因此，患者家属在识别到自己的负性情绪时，应尽可能多地给予自己正性的内部语言暗示，这样可以有效地缓解负性情绪，保持心理的平衡。积极的自我暗示，如不停告诉自己“我们会越来越好的”，可在不知不觉中对自己的情绪、意志、动力以及生理状态产生正性的影响，从而调动人的主观能动性，有效处理疫情中的各类事务。

此外，转移注意力也是一种较为有效的认知调节方式，即把注意力从引起负性情绪反应的刺激情境或事物转移到另外的事物或者活动中去。比如，当自己过度思考亲人的病情，或者过分关注新冠肺炎的相关信息时，可尝试将注意力转移到自己感兴趣的事情上去，如看看电影、找朋友聊天、上网、读书等，这样有助于使情绪平静下来。

（四）合理获取信息，积极应对

患者家属应对网络上繁杂的信息进行甄别和筛选，应通过权威机构，如中央电视台、人民日报等官方媒体了解疫情防控的信息、新冠肺炎的研究治疗进展等。对患病亲属的治疗现状，应该通过专业医务人员进行了解，对各种可能的结局做好相应的心理准备。如果识别出自己的情绪已经达到异常的程度，就应积极寻求心理支持和专业帮助。目前全国有多个在线心理援助平台，如中南大学湘雅二医院联合百度平台推出的“全国抗击疫情心理援助平台”，可上网获得心理咨询服务，也可拨打“12320”热线电话等获得心理咨询帮助。如果通过以上途径仍无法获得有效的帮助，尤其是出现失眠、焦虑和抑郁等较为严重的心理问题时，应及时到医院寻求精神与心理卫生专业医生的帮助。

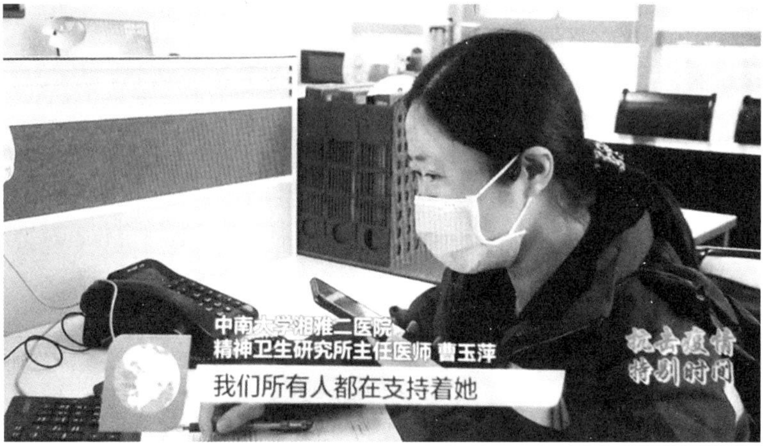

本书作者为一线人员家属进行热线心理辅导（图为湖南卫视报道影像）

（五）规律作息，健康饮食，加强锻炼

充足的睡眠、健康的饮食、适当的锻炼均可增强人体抵抗力，有助于自我防护。同时，大量科学研究证实，规律的锻炼可减轻焦虑，转移注意力，放松身心，建议有条件的患者家属保持每日30分钟的有氧运动，如跳绳、健身操等。

（蒲唯丹）

第十一章

难熬的孤寂

——医学隔离者的心理及其疏导

小王2020年2月1日开始咳嗽，发热了4天后的2月5日晚，他独自驾车到当地人民医院发热门诊就诊。量体温、抽血、做CT、做咽拭子检测，经过一系列的检查后，“全副武装”的接诊医生根据初步检查情况告诉他：“你的肺部有点感染，需要在我们这边的隔离病房暂时住院做进一步隔离观察，以便排除新冠肺炎。”听见肺部感染，小王整个人都懵了，“难道我被传染了新型冠状病毒肺炎？……”他嘀咕着。“不用紧张，帅哥！根据你的情况，目前只是存疑，接下来我们会通知疾控中心，安排再给你做进一步检查，不用紧张！”随后小王被安排进入医院隔离病房，开始了留院医学隔离观察的日子。

一、什么是医学隔离

医学隔离一般适用于甲类传染病：鼠疫、霍乱。新冠肺炎属于乙类传染病，但是国家规定将其按照甲类传染病防控。

我们先来了解一下关于新冠肺炎医学隔离的几个基本知识。

（一）医学隔离的对象

（1）疑似患者；

（2）与确诊患者有密切接触史的人。

（二）医学隔离的目的

密切观察隔离者的健康状况，一方面可使这些人员在疾病的潜伏期和进展期内尽早获得诊断、治疗和救护，另一方面又可避免将病原体传播给健康人群。

（三）医学隔离时间

自最后一次与确诊患者发生无有效防护的接触后14天。

（四）医学隔离内容

（1）集中管理；

（2）单间居住；

（3）接受体温监测；

（4）报告身体不适。

（五）医学隔离解除的条件

集中观察期满当天，经确认无相关症状，符合解除条件。

在防治新冠肺炎的诸多环节中，医学隔离观察是一个不可忽略的关键环节。传染病防控有“三板斧”：① 控制传染源；② 切断传播途径；③ 保护易感人群。医学隔离观察，既是切断传播途径的重要手段，也是保护密切接触者的必要措施。事实也证明，医学隔离观察在与新冠肺炎疫情战斗的过程中发挥了重要作用。

根据《中华人民共和国传染病防治法》，公民有义务配合进行隔离，拒绝隔离治疗或者隔离期未满擅自脱离隔离治疗的，可以由公安机关协助医疗机构采取强制隔离治疗措施。但从实际情况来看，接受医学隔离观察的人员构成复杂，以年轻人居多，年轻人思想活跃，随意性强，不愿受人管制，情绪波动性大，比较难掌握；老年人虽少，但是有的人防范意识不强，性格倔强，不好沟通，难于管理。他们的文化背景、教育程度、家庭环境多样，心态也各异。在隔离观察期间调整好他们的心态，使其服从管理，积极配合，对达到理想的防治效果至关重要。

二、医学隔离者的常见心理过程

（一）第一阶段：焦虑恐惧的等待期

刚开始隔离的前几天，即等待核酸检测结果的期间，大家可能会想象着各种可能的结果、回想自己与患者接触的各种细节、担心自己被感染、担心自己得病上不了班回不了家、担心家里人防控意识不强不听社区安排乱出门……有些人可能会开始过度关注自己的身体状况及变化，甚至出现心慌气短、头晕乏力等症状，严重时可出现濒死感。

若此类焦虑恐惧情绪长时间未得到缓解，隔离观察人员可发展出明显的疑病症状，如过分清洁、消毒的行为，不停地在手机、互联网上查找浏览新冠肺炎的相关信息，甚至不断地在网络上寻医问药。此时也容易出现悲伤、抑郁等情绪，他们可能会认为新冠肺炎无药可治，担心自己隔离不当而将病毒传染给亲友，或因停工停学而延误了原有的发展计划而悲伤、难过、抑郁等，有的甚至出现自杀意向或行为。也有少数隔离人员表现为急躁、易怒，他们不配合进行隔离观察，与他人关系紧张，甚至出现冲动性的攻击行为。极少数人可能出现酗酒、胡乱吃药等行为。

隔离人员容易表现出排斥感、孤独等自我封闭的情绪状态。隔离还可能会产生羞耻感，担心回去以后被小区居民、村里乡亲排斥与歧视，或担心被亲朋好友疏远而倍感孤独，也可能怕亲人担忧而压抑、不表达自己的情绪。

（二）第二阶段：无助的自责茫然期

检测结果出来后，暂时排除了患病的可能性，大家的焦虑一下子就消失了，但是还不能解除隔离，剩下的十多天仍必须隔离观察。隔离人员待在隔离区，就开始担心家人，如父母年迈无人照顾怎么办、孩子高考怎么办、配偶生病了怎么办等，一下陷入自责中：责怪自己倒霉，责怪自己没有超能力阻挡病毒，责怪自己不能守护家人……隔离观察人员可能会出现茫然、发呆等行为抑制反应，生活被动、疏懒，日常活动减少，整日卧床，不愿与人交流。

（三）第三阶段：平静的接受期

经过难熬的前几天，从一开始的恐惧、焦虑、抱怨、自责、茫然，到心平气和地接受隔离的安排，逐步适应隔离生活的状态，之后余下的10天左右时间，大多数人能相对平静地在集中隔离区有规律地生活学习，在团体中分享各自的经历和故事。

（四）第四阶段：急迫的盼望期

经历了十多天的隔离生活，马上就可以解除隔离，回归自己的家庭，重新回到自己学习工作的正轨了。在这最后几天，大家都归心似箭，想早点见到自己的亲人，有的人可能会因为回家心切晚上辗转反侧出现失眠。这时候仍然要注意调整，最后几天时间里可以回顾一下自己的收获和变化，经历了疫情时期的危机事件，大家多少都获得了成长：增长了知识，培养了处理危机的能力，增强了遇到危机事件的心理素质，增强了抗击疫情的必胜信心，增强了理解他人的能力，收获了特殊的友谊等。

三、疏导调整情绪的步骤方法

（一）倾听与倾诉

倾听自己内心的声音，观察自己的情绪。

我们可以问自己："此时此刻，我的心情是什么样的？是担心，害怕，难过，还是愤怒？"

若很担心，那可以接着问自己："我在担心什么？"

若很害怕，可以问自己："我在害怕什么？"

然后，可以进一步问自己："如果让我用一首歌曲代表我现在的情绪，会是哪一首歌？"我们可以找到并聆听这首歌曲，甚至跟着旋律一起哼唱。

学会倾诉和梳理情绪。可以向亲朋好友倾诉自己在隔离观察期的情绪，可以坚持写日记以排解自己的不良情绪，也可以试着和自己说说心里话，梳理和缓解自己的情绪，还可以打心理咨询热线，诉说心情，寻求心理专家的帮助。

（二）接纳与相信

科学认识隔离观察期，进行合理归因。我们在医学隔离观察期间的自由受到限制，稳定感减弱，但医学隔离观察是必要的、正确的，是疫情防控的至关重要的环节。隔离既是为了保护自己，也是为了保护更多人的生命安全和健康。接纳自己正处于隔离观察这一短暂而特殊的时期，自己曾接触过患者或疑似患者，有感染和传播新冠病毒的可能性，因此，医学隔离观察是必要的。只要顺利度过医学隔离观察期，就可以恢复正常的工作、学习、生活状态。要相信“隔离人员不是隔离爱”，除了亲朋好友，社会上还有很多关心、支持我们的人；要相信在全国上下万众一心的坚持和努力下，疫情终将被战胜，我们都会迎来一个美好的结局。接受自己有焦虑和恐惧等情绪，所有在隔离观察的人，都可能存在类似的情绪，这些情绪是正常的心理反应，不要否认和排斥它们。

（三）转移注意力，唤起积极情绪

疫情只是我们生命中的一个特殊事件，隔离观察期只是我们生命中的一个短暂阶段。我们可以尝试将注意力转移到疫情之外的事情上，如看书、听音乐、看电影，或者想象自己曾经历过的一些开心（或温暖、感动、幸福）的事情，帮助自己唤起一些积极的情绪。通过想象放松、肌肉放松、呼吸放松等放松技术，帮助自己缓解情绪，如想象自己解除隔离观察后第一天的生活状态，想象疫情过后的第一个小长假的游玩场景等。

（四）关注当下

对于解除隔离后可能面对的周围人的眼光，我们也无须太过在意，而要着眼于当下。由于新冠病毒是一种全新的病毒，具有极强的传染性，而目前尚没有特效的疫苗和药物，人们都惧怕这种可怕的病毒，担心可能会通过与新冠肺炎确诊患者和相关人员的接触而感染这种病毒，这种惧怕和担心是可以理解的。从人类演进的角度来看，人的大脑具有自动过滤次要信息的机制，以帮助我们将主要的精力集中在那些性命攸关的重点上，所以，当某些人被生病或死亡的恐惧笼罩时，他们会急于找到一个可以明确宣泄负性情绪的对象。相比那些看不见的病毒，具体可见的人更容易成为他们自我安抚的答案，即便这个答案看起来十分偏颇。可是，去改变他人的想法实在太难了，更何况，即便是改变了他们的想法，也不见得就能化解我们此刻内心的伤痛和不平。

既然如此，我们不妨换个方向，把焦点转向当下的自己。试着处理和缓解我们内心的负面情绪，抚平心中的委屈与不满，去做我们当下该做的事情，不纠结于我们没有能力改变的未来的事情。

可以着手于自己能够掌控的东西。

第一步，减少与刺激物的接触。网络上有很多关于疫情的信息，无论信息是真是假，消息是好是坏，都会影响我们的情绪。而如果我们本身情绪状态就不稳定，那么这些信息会更容易让我们的情绪变化起伏，所以，当你真的满腹怨言时，上网争论等于增加被刺激的可能性，这时不妨试着远离手机和电脑。总之，暂时减少一切与相关网络信息接触的机会，特别是入睡前一小时。这样能够有效降低我们再次被挑起种种负面情绪的概率，同时也能避免失眠。

第二步，此时此地，保持规律的生活习惯。此时此地不只是针对睡眠、用餐等，其他活动也一样。隔离期间，虽然被限制了活动范围，不需上班或上课，但我们还是要尽可能地保持规律的生活习惯，可以给自己列一个详细的作息时间安排表，像几点做运动、几点打游戏、几点吃饭、几点睡觉等，尽量遵守提前定好的安排。要知道，这样规律的生活是很多因为工作需要而被迫昼夜颠倒的人梦寐以求的。通过保持生活的稳定性，进而保持我们身心的稳定。当我们把关注的焦点过多地放在他处时，我们很容易就会把精力消耗在难以看见成效的争论上，这样反而容易忽略最需要我们照顾的人，比如亲朋好友以及我们自己。我们只有把心力聚焦在此时此刻，才能将更多的时间和精力留给重要的人和事，才能把每一个此时此刻都过好。

第三步，接纳我们的情绪。真正的接纳，不是接纳我们的坚强，而是接纳我们的脆弱。被误解的愤怒、被同胞指责的悲伤和因此发出的怒吼和眼泪，都只是正常的情绪反应罢了。这个时候，如果我们反驳，就会像被大人误解的孩子解释“我没做”一样无力，因为那等于告诉对方“我的对错需要你的判定和认同”，但其实，我们并不需要。相比于他们的认同，我们更需要诉说的：你有看到我的难过吗？你有看到我的亲人也生病了吗？除此以外，更重要的是，我们需要去看见我们自己内心的情感。我们需要去正视“我受伤了”的事实，需要去试着安抚自己，需要给予自己宣泄情绪的空间。只有在此时此刻承认我们的愤怒、难过和恐惧，才有可能再进一步，将它们全都释放化解掉。最后，在最孤独的时刻，请做自己的陪伴者。

（五）充实自己的生活

（1）隔离期间除了严格做好体温监测、勤洗手、勤通风、适度锻炼外，保持规律的生活作息和健康的饮食习惯、维持日常的兴趣爱好也非常重要，可适当增加一些活动，如唱歌、玩游戏等。如有发热、乏力、干咳或呼吸困难等明显症状，应及时戴好口罩或听从工作人员指挥就医。同时，通知所有近期曾密切接触的人员注意观察自己的症状。在隔离观察期间遇到任何问题，可以向亲朋好友、志愿者等寻求帮助，也可以拨打心理热线电话等积极寻求心理支持和专业帮助。

（2）通过电话、微信视频等方式跟亲友保持联系，互相鼓励和沟通。发现隔离给自己带来的积极影响：工作、学习虽然停下来了，但是有更多的时间陪伴家人了。历史上的一些隔离事件表明，被紧锁的大门分隔开的人们怀着同样的心情：不确定、恐惧、孤独、焦虑。不过，由于智能手机的普及，加上报纸、电台、电视台和网络等多种媒体的应用，这种物理上的隔离已不再像从前那样令人煎熬。新冠病毒导致的这次隔离不同于人类历史上经历的任何一次隔离，因为如今数字移动网络基本上已覆盖全球。

（3）坚持做一些力所能及的有意义的事情，保持爱的能力。对于那些因被隔离而暂停的工作或学习任务，可以在身体和心理状态尚可时，根据当前的情况尽可能地做一些，让自己行动起来。即使效率低一些，也没有关系，不要苛求自己。将自己在隔离观察期间的良好的行为方式、有用的减压放松方法分享给需要的人，帮助他人会让你感到自己有价值，能收获快乐。

（4）享受医学隔离观察给我们带来的空闲时光，去做一些自己之前想做而没有时间做的事情。比如看一本书，每个人的书架上可能都有这样一本想看却因为诸多原因没有看完或者来不及翻阅的书，趁着这段时间，去看看，去书中与大师交流，真正体会那种与大师有约的心灵顿悟。把身心全部沉浸在书本的世界里，你会发现，世界依旧可爱，时间依旧如往日不急不缓，你的内心早已因为丰盈而忘记了恐惧。又比如拿着杂志和报纸读一段文字，当一次主持人，学自己想唱的歌，看自己想看的电视剧，学自己想学的乐器或者办公技能等，学会取悦自己。试试把自己最想做的十件事情写在心愿卡上，每天完成一件事情。心灵的成长与安定，能使一个人真正心安。心有所安，才有家可依，心若不安，一切皆为虚妄。不要害怕，不要恐慌，把心沉下来，护自己周全，就是你对此次疫情最大的贡献。

（5）学会享受孤独，与孤独自处。不由得慨叹，怎么大家都不会过“闲下来、慢下来”的生活，仿佛只有不停息地忙碌才可以让自己不那么无聊；怎么大家都忘记了生命本就是孤独，每个人都是孤独的宠儿，只是生活的拥挤让人们忘记了自己是一个独立的个体。与孤独相处，才能有机会遇见更好的自己。周国平也曾说，独处是灵魂生长的必要空间，在独处时，我们从别人和事物中抽身出来，回到了自己。趁自己还有闲下来的时间，认真思考一下过去一年自己的收获和失去之物，做得不好的地方及时反思，在日后的生活里格外注意。一个人在独处的时候，最容易找到自己喜欢的事物，哪怕只是发发呆，只要感觉内心充实安定即可。

四、特殊隔离人群的心理问题处理

儿童对疫情和隔离观察的认识和理解较为有限，配合程度不高，可能会要求去人多的场地游玩或不按要求佩戴口罩。我们可以尝试采用以下方法帮助处于隔离观察期的孩子们：

（1）尽可能带给孩子安全感，这是帮助儿童的关键点，可以带上他们平时喜欢的玩具、书籍、床上用品等，尽量保持和在家一样的作息生活习惯。

（2）在孩子哭闹时，通过言语轻声安慰，或通过播放轻柔欢快的音乐等缓解孩子的情绪。

（3）多鼓励孩子通过游戏、绘画等方式表达他们的想法，如让孩子将他们的担心、恐惧画下来，并让他们介绍自己的画作。

（4）给孩子观看新型冠状病毒相关绘本、在线视频，让孩子知道现在正在发生的一切，让他们积极配合相关防控措施。

（田于胜）

第十二章

前线白衣战士的辛劳

——一线医护人员的心理及其疏导

小王是某三甲医院呼吸科的一名医生，有个幸福美满的家庭。抗击疫情的战争开始后，小王主动要求加入国家救援队，于2020年2月4日告别3岁的儿子及疼爱自己的丈夫和父母，跟随医疗队奔赴武汉。来武汉之前，小王做了充分的心理准备，暗暗地告诉自己：不管面临多严重的疫情，不管遇到多大的困难，自己都不能退缩，要坚强如山，一定不能软弱。投入工作状态后，小王迫切地想多做事，整个人较兴奋，做事速度快，工作效率高，甚至晚上睡觉时满脑子想的还是工作。半个多月后，小王开始出现疲劳感，工作效率下降，有点力不从心。她觉得自己脑子好像也变笨了，整个人逐渐闷闷不乐，不愿与同事多交流，与家人联系也不那么频繁了，晚上经常失眠做噩梦，平时也容易紧张不安，总担心自己工作做不好，担心出现医疗事故。虽然觉得自己的状态不如以前，小王仍然坚持在自己的岗位上。

许多像小王这样告别家人奔赴前线的白衣战士，用生命和汗水守护着人民群众的生命安全和身体健康，彰显了医务工作者敬畏生命、救死扶伤、甘于奉献、大爱无疆的职业精神。他们的身心健康直接关系整个战“疫”的成败，保护好战斗力，给他们提供安全保障、人文关怀和心理支持，是心理救援的核心工作。

一、一线的医护人员主要面临的心理应激

一是救援者自身的损失或受伤，指医护人员在工作中过度疲劳而不能发挥救援的功能，如长时间在隔离病房劳作、长时间值班诊疗而造成的身心功能受损。

二是来自救援环境的创伤性的刺激，指医护人员目睹救治过程中出现的凄惨景象，或是受到威胁、攻击而产生的恐惧惊吓反应，如面对患者的死亡及随后患者家属言语和躯体的暴力攻击，甚至媒体的不实报道。

三是救援任务的失败，指救援工作没有达到预期的效果，救援人员产生的强烈的失望及无价值感，如经过积极全方位的治疗后，患者仍然离世。

如果一线医护人员没有调整好上述三方面所带来的心理压力，就会产生一些心理、生理症状，包括抑郁、焦虑、躯体化症状，严重者出现职业倦怠、心理耗竭，甚至达到创伤后应激障碍的程度。具体可表现为以下几个方面。

（一）不良情绪

不良情绪包括害怕、担心、紧张、恐惧、抑郁、烦躁、易怒等，特别是害怕自己被感染。因患上新冠肺炎而牺牲的医护人员一个接一个地被媒体报道，而自己每天又要与患者密切接触，虽然穿了防护服，戴了口罩、护目镜和手套，但被病毒感染的风险依然存在。担心家人感染病毒，也担心自己出现工作失误，酿成大错。对患者及家属的惨痛遭遇感到悲伤难过，面对突如其来的死亡，内心充满

了失望甚至绝望，时间久了就会变得麻木、抑郁。工作中遇到的困难无法解决，就容易变得烦躁、易怒。

（二）认知障碍

认知方面的问题主要表现为注意力不集中、记忆力下降、思维缓慢、决策困难等。长时间高强度的工作状态会让人变得疲劳、注意力不能集中，甚至不能准确回忆工作中的一些内容，无法判断事情的重要性，也很难做决定。出现负面认知思维，如觉得自己工作没做好，对不起患者。

（三）躯体反应

躯体反应包括头晕、胸闷、气喘、恶心、呕吐、出汗、肌肉紧张及发抖等。严格防护是进入工作场地最重要的前提，除了戴上口罩、帽子、手套，还要穿上不透气的防护服，戴上护目镜。这样的防护装备本身就会让人觉得呼吸不畅、胸闷、头晕、出汗等，再加上害怕被患者感染的紧张情绪，就更容易加重上述症状，甚至出现心跳加快、恶心、呕吐、肌肉紧张、肢体发抖等情况。

（四）行为改变

尤其是开始阶段，一线医护人员救人心切，处于高度应激状态，过度亢奋，活动频繁，坚持工作，拒绝合理的休息，而到后期就容易变成职业倦怠、与他人交流减少、沉默寡言、表现懒散等。

（五）睡眠障碍

睡眠障碍主要表现为失眠、做噩梦、容易惊醒。在巨大的工作压力下，失眠是最常见的，到了睡觉的时间却无法入睡、辗转难眠，即便睡着了也容易做噩梦，甚至被惊醒，醒后难以入睡或早醒等。

二、当一线医护人员出现心理问题时应该如何应对

（一）养成良好的睡眠习惯，尽量保证有效的睡眠时间

研究表明，睡眠不足会损伤人的大脑，可导致工作效率下降，产生烦躁、易怒等不良情绪，也会影响人的决策能力，使人反应迟钝。充足良好的睡眠不仅是身体健康的基础，也是心理健康的保障。出现失眠时，首先，不要紧张，要明白在压力大的情况下失眠是普遍的；其次，要注意劳逸结合，避免长时间工作，适当安排换班，脱离病房环境，如果透支身体、过度疲劳，造成耗竭状态，反而会降低工作效率；再次，保持平和心态，入睡前减少外界刺激，不玩手机，不看与疫情相关的信息，可适当进行放松训练，如正念、冥想、睡前“头脑放空”等。

（二）饮食注意清淡丰富，补充维生素C，保持自身的免疫力

俗话说“民以食为天”，饮食、睡眠等是人类最基本的生理需要。有了充足的物质保障，医护人员才能有持久的战斗力。

（三）学会接纳自己

允许自己示弱，当感觉到无法承受压力时，请及时对负责领导诉说，按照自己的能力去做事情，也允许自己在悲伤、难过或感动时哭泣。医生护士不是钢铁，也是人，也会有情绪，也会不安、恐惧、焦虑、害怕。坚定地告诉自己：在这样的重大公共事件里，在这样的严酷战场上，我有这些情绪是正常的、自然的，等这样的应激事件结束，我会恢复的。千万不能自我贬低，甚至将其上升到自我价值上，失去对生活的希望。此外，接受不完美和失败，医学不是万能的，患者的治疗有时候不由医生决定，还有很多其他因素夹杂其中。尽自己全力去救治患者，但不要在出现无力感或者挫败感后，无限制地打压责备自己。

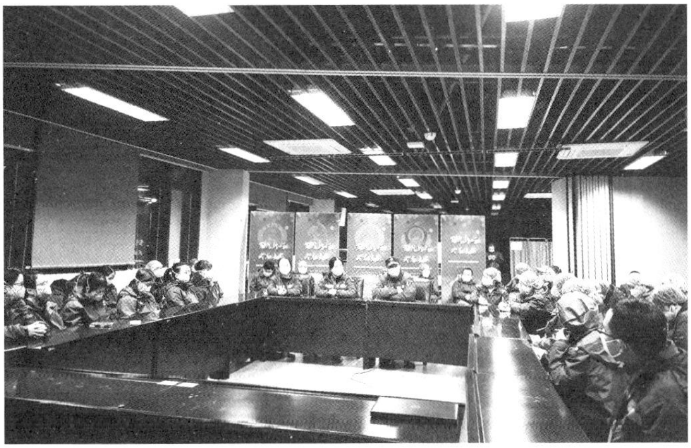

本书作者团队给一线医护人员进行身心防护培训（拍摄于武汉武昌方舱医院）

（四）学会表达不良情绪

正确理解和接受焦虑情绪。适度焦虑可以帮助提升应对能力，并发挥潜能；担心被病毒感染非常正常，出现由担心引起的焦虑、抑郁、失眠等情况也是很正常、很自然的反应，而不是脆弱或者意志力不够坚定的表现；鼓励表达自己的负面情绪，多向同伴倾诉，找一个互相倾听的伙伴，每个人倾诉10分钟，另外一个人在倾听时不讲话，轮流进行。

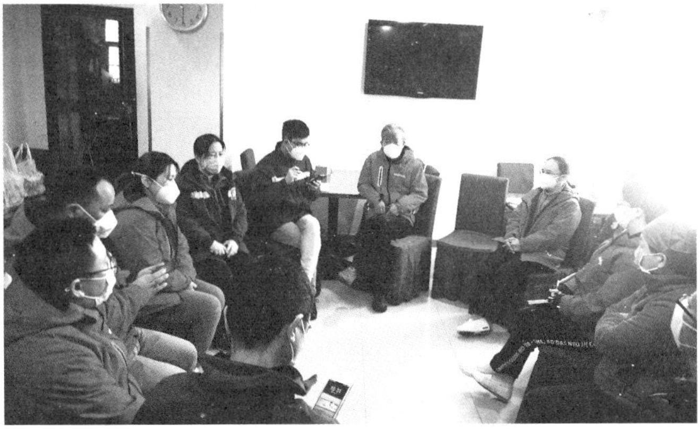

既是工作讨论，也是同伴互相减压（拍摄于武汉驻地某酒店会议室）

（五）积极地自我对话

肯定自己的付出、专业能力和自我价值，提高自我效能感。工作中多给自己积极的暗示，如：我可以，我很棒。坚信自己，只要沉着冷静地开展工作，具体情况具体施策，就一定可以把工作做好。

（六）学会给自己减压

在休息时可以听一些轻音乐，做一些娱乐活动。听舒缓的音乐，结合适当的呼吸或肌肉放松训练，练习深呼吸2～3次，呼气要缓而慢。适当的运动和充足的睡眠一样，对身体和心理健康非常重要，工作之余可以进行运动锻炼，如伸展肢体、做八段锦、练瑜伽等，特别是心情烦躁时，可以练一遍八段锦或太极。还可以使用运动或健身APP，跟朋友远程约好一起锻炼。

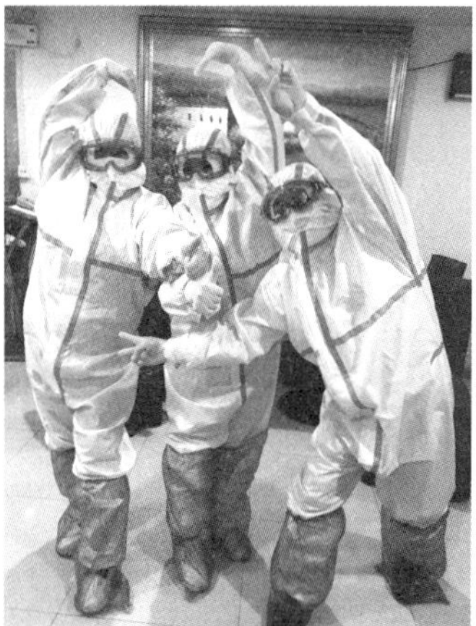

工作之余的放松减压

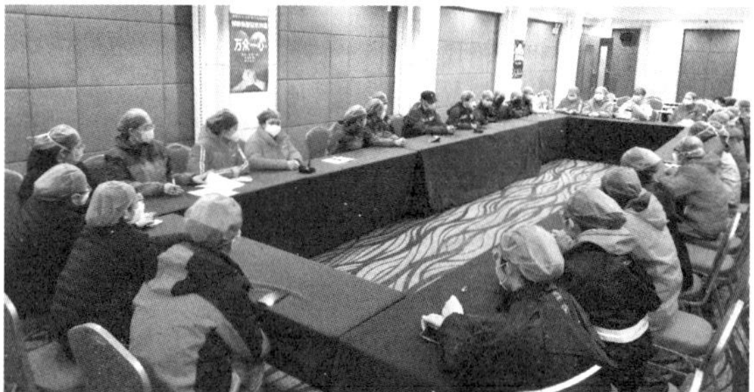

给一线医护人员做放松训练（拍摄于武汉驻地某酒店）

（七）社会支持至关重要

要巩固和利用同伴、朋友、家人的情感支持。保持与家人的联系，关心家人，感受和谐家庭氛围。通过微信、电话等与信任的朋友保持一定的联系，借助与亲朋好友的互动，看到生活的美好，并获得情感上的支持。同事之间要相互鼓励、打气、加油，相互帮助，分享情感体验及工作经验，不批评，不指责。

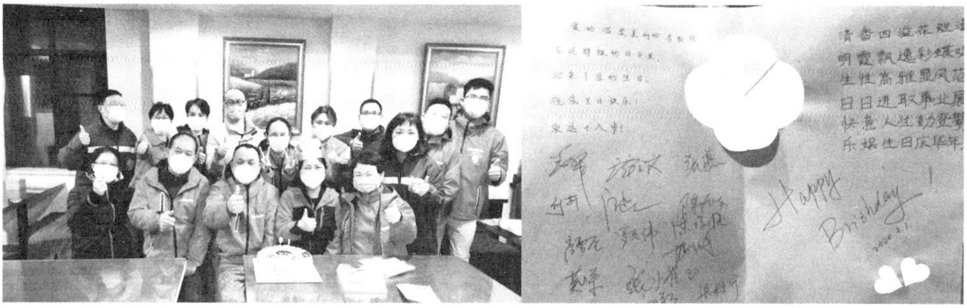

温馨生日：相互支持与关爱

注：援鄂期间恰逢某医务人员生日，同伴们给予温馨祝福，这是社会支持的体现，能有效缓解心理压力。

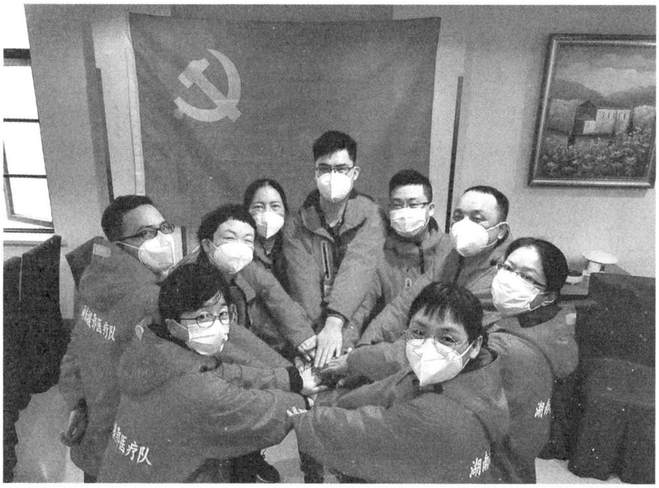

一些支持性的仪式，也能帮助减压

（八）加强防护新冠病毒肺炎等相关专业知识的学习，适度关注主流媒体对疫情的报道

俗话说“知己知彼，百战不殆”，“战略上藐视敌人，战术上重视敌人”。只要做好防护工作，就能大大降低被感染的风险，也就无须惧怕病毒。对于未知的病毒及其引起的肺炎，需要进一步学习了解相关知识，了解相关的前沿资讯。

（九）寻求专业帮助

如果出现持续的心情不佳、紧张不安、提心吊胆等负面情绪，且始终难以自我缓解，或出现躯体不适及工作能力下降等情况，说明身体已经处于一种过度耗损的状态，出现了心理耗竭，需要尽快联系心理卫生工作者，可以拨打心理热线或通过网络咨询等寻求专业人员的帮助。

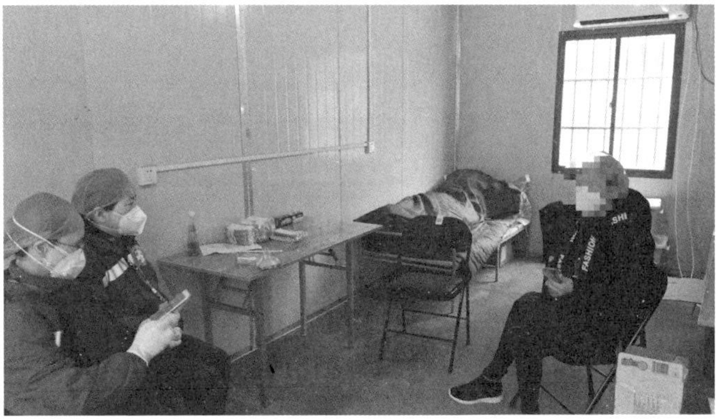

一线医护人员的个体心理治疗（拍摄于武汉武昌方舱医院）

（张小崔）

第十三章

各方抗疫人员的困惑

——社区工作者、公安人员、志愿者等群体的心理及其疏导

新冠肺炎疫情来势汹汹，全社会都加入到抗击疫情的战斗中。除了冲锋在一线的医护人员，还有一群人默默地筑起了防范疫情传播的铜墙铁壁，他们中有医院普通门诊的预检分诊人员，有值守高速道口的医护人员、交通警察，有上门筛查的社区工作人员，还有把守小区门口的保安，以及抗疫战斗“哪里需要，我就去哪里”的志愿者们。在这个乍暖还寒的时节，他们在风险最大的地方坚守着城市、村庄、小区的入口，为来往人员监测体温、询问接触史。他们的身心健康是保证抗疫战斗顺利、早日结束的基石。

除夕夜的工作

“除夕夜，我突然接到街道办公室主任交给我的一个任务——对某小区湖北回湘人员进行上门核查。了解到该家庭有多名成员从武汉回到了长沙，我不知道自己是否会被感染。说老实话，我不敢和家人说我要去做排查工作。”接到电话后，张明华（化名）放下了碗筷，和妻子说出去帮值班同事送充电器，怀着忐忑的心情，匆匆披上大衣和同事一起上门核查。

“我们家的老人并没有发烧，只是轻微地咳嗽，我们都很健康，车马劳

顿，他已经休息了，有什么事情明天白天再说吧！”户主打开门后如是说。面对户主的抵触心理，张明华耐心地向户主说明来意，并解释疾病的传染性和及时排查的必要性，告知户主根据目前的情况需要监测体温以及进行隔离。双方交流了半小时，户主终于理解并愿意配合防治流程进行隔离，可这时张明华心里出现了“灵魂拷问三连击”：我和疑似患者近距离接触了，虽然我戴了口罩，但我会不会被感染呢？我会不会把病毒带给家人？如何和自己的妻子解释这件事？

新冠肺炎疫情突发，其传播力极强，防控工作要求减少人与人的接触，尤其是近距离接触。但担负排查任务的基层工作人员，恰恰每天要面对很多人。由于对有关新冠肺炎的知识了解不多，对疾病的认识不全面，担心自己被感染或自己被感染后又传染给家人，他们难免会出现恐惧、焦虑、多疑、紧张等心理，有时甚至会出现心慌、胸闷、腹泻等躯体不适症状。有的人会感到绝望、心情差、不愿意继续工作、食欲差、失眠或产生抑郁情绪。面对繁杂的排查工作，每天大量的数据信息登记，工作带来的疲惫感、焦虑感等也会让他们变得易怒。

作为基层工作人员，首先，要多了解新冠肺炎的传播途径等相关知识。目前所知，新型冠状病毒的主要传播途径是呼吸道飞沫传播和密切接触传播，在相对封闭的环境中长时间暴露于高浓度气溶胶的情况下存在经气溶胶传播的可能，距离传染源1米以外是相对安全的，可降低飞沫传播的概率。所以在排查的时候要保持足够的安全距离，也可以用一些小技巧，比如，与排查对象接触，尽可能在空旷的场地进行，排查者可站在上风口，减少感染的风险。

其次，在一线开展疫情防控相关工作期间，要做好自我防护和自我检测。必须佩戴防护口罩，口罩在变形、弄湿或弄脏导致防护性能降低时需及时更换。注意保持手部卫生，用洗手液或香皂流水洗手，或者使用免洗洗手液。如出现可疑症状（如发热、咳嗽、咽痛、胸闷、呼吸困难等），应立即停止工作，根据病情就医或居家隔离。

再次，一线排查人员和志愿者们在开展工作前要自我评估：个人能力和身心条件（身体状况、心理情绪状态、是否具有需要服药的健康问题等）是否适合即将面临的工作；是否和家人达成了一致意见；家人是否支持并做好了分离的准备；是否有人承担你的家庭责任与义务；当你完成排查工作和隔离观察后，是否有一个良好的支持环境欢迎你的归来——因为家人的支持是我们做好工作的坚强后盾。正确面对疾病，保持良好的心态；明确工作计划和实施进度等情况，了解团体分工问题，熟悉整体工作安排（包括休息制度）。

最后，要学会接纳自己的紧张、焦虑情绪。适度的紧张焦虑有利于我们在面对疫情时保持警惕，从而强化自我防护意识，减少被感染的风险。当然，如果这种过分紧张的情绪无法缓解，自己简单调适后依然没有改善，就需要及时宣泄疏导，必要时寻求专业心理医生的帮助。

忘我的老李

“疫情期间，那么多白衣天使在一线战斗，又危险又辛苦。作为一名普通的银行保安，在银行已经做了快20年，我不会治病救人，能做的是帮前线搬运物资，按时给医务人员送他们每天必需的食物。这是我能做的事情，它们很简单，但非常重要。时间紧迫，前线物资缺乏，不能因为我的松懈而让病患处于危险的境地。”老李如是说。

自疫情发生后，老李一直奋斗在志愿者一线，全身心投入紧张的疫情防控工作中。最开始，他四处寻找需要运送物资的医院，收集各类信息，然后参加多个志愿者团队，成立区县物资搬运队，给小区和医院搬运方便面、牛奶等物资，每天晚餐时还负责去给几位急诊医生送温热的饭菜……老李每天完成这些工作时常常已到深夜，有时忘了吃饭，七八个小时里才啃两个面包。

物资搬运队成立之初，千头万绪，任务繁多，老李主动提出承担几个大的居民点的生活必需品配送信息的收集工作。

“专家说了，身体抵抗力好，就不容易被病毒击垮。人是铁，饭是钢，医护人员吃好了，才能更好地保护病人；老百姓们吃的有保障了，才能安心在家少出门。如果我偷懒了，这一环就断了，我给自己定了‘规矩’，每天必须完成自己的任务才能休息。”半个月以来，老李每日的工作时间都超过16个小时，几乎每天都睡在临时仓库。

对自己的任务不放松，还时刻想着为别人尽力分担，在老李看来，时间就是生命，自己不应该有休息时间，“这是我和病毒之间的一场生与死的较量”。

老李这种忘我的无私精神值得我们每一个人学习，但这种做法在疫情抗击战中并不可取。志愿者也是人，老李知道医护人员和普通百姓都需要保持免疫力，却偏偏忘了自己，仿佛自己是金刚不坏之身，不需要人帮助，也不允许自己休息。实际上这样透支自己的体力和精力，会使老李注意力涣散，失眠，身体免疫力下降，增加感染的风险。

作为一线排查人员，要尽量避免昼夜不停地工作，避免给自己消极的心理暗示，避免卷入自我认识的误区，比如：我花时间休息是自私的；我应该像其他人一样昼夜不停地工作；其他人的需要比我的需求更重要；不管困难有多大，我必须马上完成，因为只有我能完成好这个任务。

一、心理困惑的征兆

新冠肺炎疫情是一场全球都密切关注的重大公共卫生事件。人在面临应激事件时会出现各种各样的正常反应，如果不及时进行疏导、倾诉，也可能会导致进一步的问题，睡眠、情绪都可能会受影响，其中一部分人会出现睡眠节律紊乱、入睡困难、早醒、睡眠浅、多梦等情况，导致第二天的工作状态不佳。焦虑情绪会出现躯体化的表现，医学上的躯体化表现指的是心理问题在身体上的表达。比如，有的人在接到任务后，莫名感到胃肠道不适、头痛、心慌等，其根源是对疾病、对工作任务的焦虑、恐慌心理。

值得注意的是，后勤服务工作者默默为一线的医患服务，在本次疫情中起着至关重要的连接作用，确保了整个抗疫战斗的顺利进行。在繁忙的工作中，他们常常会出现身体疲劳、注意力不集中、失眠、过度悲伤乃至绝望等症状，一些心理干预志愿者还可能由于对新冠肺炎患者及疫情创伤者的同情和共情，而使自己出现严重的身心困扰，甚至心理崩溃。

全国各地已推出互联网快速问诊通道、情绪自我评估工具、心理援助热线等多种心理干预手段。本次疫情中，国家卫健委、各地心理协会、精神卫生中心等组建了心理干预服务平台，为奋战在阻击疫情一线的社区工作者提供心理疏导、心理咨询服务。当出现以下症状的时候，需要提高警惕，结合一些心理评估工具加强对自己的评估，必要的时候可以咨询专业的心理干预志愿者或者医护人员。

（一）身体反应

（1）体能下降，易疲劳。

（2）由于身心过度疲劳，加上饮食和休息不规律，易产生生理上的不适感，例如头晕、胃痛、紧张、无法放松等。

（二）心理反应

（1）与他人交流不畅。

（2）情感迟钝。

（3）对自己经历的一切感到麻木与困惑。

（4）容易对周围人、政府官员、媒体感到愤怒。

（5）睡眠出现问题，经常做噩梦。

（6）无法集中注意力和无法做决定。

（7）缺乏自制力，易怒，缺乏耐心，在沟通交流中与他人关系紧张。

（8）对同事或者其他志愿者失去信任感。

（三）心理困扰

（1）时常怀疑自己被感染。

（2）对自己的工作感到失望。

（3）感到软弱、内疚和羞耻，感到自己的问题与一线医护人员以及病患相比微不足道。

（4）觉得自己本可以做得更好，反复自责，怀疑自己没有尽力。

（5）对于自己也需要接受帮助觉得无地自容。

（6）过分地为患者感到悲伤、忧郁。

二、关于一线排查人员的心理自我调适的建议

负责小区信息登记、前线交通检查等的一线排查人员，他们确实工作压力、强度比较大，心理、身体的负荷达到了一定的限度，对于这些人群的心理自我调适，有以下建议：

（1）规律吃饭睡觉，尽力而为，量力而行，维持好持久战的工作状态，找到放松和娱乐自我的方法，安排好适当的休息和娱乐时间。每个人的工作时间要

合理，要使自己能够得到适当的休息，在休息的时候，可以播放一些轻音乐，充分使身心得到有效的放松。

（2）允许自己有一些不好的情绪，花时间向朋友及其他志愿者表达和宣泄自己的情绪，减少酒和香烟的使用，要与家人和朋友保持联系。我们的精神和心理层面的支持，最重要的来源是家人和朋友，所以要和家人朋友积极保持联系。这一方面可以帮自己减压，另一方面也能保持家庭的和谐。虽然忙于排查无法回家团聚，但我们依然是一家人，心依然是在一起的，可以每天通过视频电话进行聊天互动。

（3）同事间相互支持，遇到困难多找人帮忙。这是一场全国的战役，一个人的能力是有限的。要认可自己的工作价值。

（4）学习简单的放松技术或者室内运动，比如利用心理干预平台做呼吸放松训练、瑜伽冥想；和同事在户外空旷的场地进行轻松的团体活动，比如打太极拳、做仰卧起坐、练八段锦、做养身操等。这些活动一方面会提高我们身体的抵抗力，另一方面也是非常好的减压方式，能够使我们的身体、大脑解除紧张的状态，立即放松下来。

（5）若自我调适后依然不能解决自己的情绪或睡眠等问题（包括身体不适），可通过心理热线或者网络心理服务平台寻求专业的帮助，必要的情况下可至医院精神心理科门诊就诊。

（6）在疫情结束后寻求家庭和社会支持，与其他一线同事或者志愿者联系，共同分享积极情绪，还可以坚持记日记的方式排解烦恼。

（陈旭东）

第十四章

对前方亲人的牵挂

——一线人员家属的心理及其疏导

张女士的女儿是一名ICU护士，新冠肺炎疫情发生后她主动请战，在当地定点医院重症病区临床一线做护理工作，已经很多天没回家了。张女士总是为女儿担心，最近感觉嗓子有点疼，偶尔还头疼，睡眠质量也很差，睡不好。她内心很焦虑，每天提心吊胆，时时刻刻揪着心，生怕女儿在一线工作时感染上病毒。

一线人员家属们的心理焦虑该如何缓解？

在这场全球性的疫情中，有这样一群人，他们是守护者，用生命守护生命；他们是奉献者，用智慧与汗水挽救生命。他们是迎难而上的医护人员以及其他行业的一线工作人员，包括公安、消防人员，人民解放军，社区街道工作者，协警等。作为一线人员的家属，本就和常人一样惴惴不安、不知所措，而这个普通又特殊的群体又比其他人有更多的担心与压力：

“我妻子上一线了，我该怎么带着年幼的孩子熬过这些日子？”

“我先生进入隔离病房工作了，这期间，我既要上班，还得照顾一家老小，身体吃得消吗？”

“我孩子工作在一线，她体质其实也不好，会不会也被传染？”

“我妈妈要照顾隔离的病人，我会好长时间都见不到她，真想妈妈呀！”

一线工作者属于高度付出的职业人群，应对日常的工作都常常满负荷地运转，在疫情蔓延的特殊时刻，更是奔赴防控疫情的前线，无私奉献。他们的家人同时也意识到：他（她）这一去，充满了不确定，也无法对家人承诺什么，那么留给这个家庭的就是担心、牵挂、思念、期待与伤感，虽然也有荣耀与骄傲，可是瞬间就被心疼与等待稀释了。家人想要的很简单：早日平安回来，我们也需要你的陪伴！在当前情况下，关注抗疫一线人员家属的心理状态，并做好良好的心理建设是十分有必要的。

一、一线人员家属常见的心理反应

新冠肺炎疫情期间，一线人员直接参与救治、防控工作，每天都有可能接触患者或疑似感染者，所以其家属会因特别担心前方亲人的安危而产生一系列的心理反应，常见的有以下四类。

（一）情绪反应

作为一线人员的家属，肯定会惦记亲人，产生焦虑、担心等情绪。他们会持续关注疫情信息，尤其是关注一线工作人员感染的情况，只要看到不利的消息就更加紧张不安、害怕，不能放松，也无法开心起来。

（二）负面认知

在疫情发展阶段，面对不断变化的疫情态势、每日更新的疑似和确诊的病例数，一线人员的家属很可能会出现较多的负性想法，比如：疫情再这样发展下去怎么办？万一我的家人被感染了怎么办？我的家人什么时候可以回来？

（三）躯体反应

因为会有相当长的一段时间不能与奋战在一线的家人相处，长时间的精神压力会造成自身躯体不适，常见的如头晕头痛、肌肉紧张及发抖、心慌、胸闷、心跳加快、多汗、呼吸不畅、食欲差、尿频尿急、双腿乏力、肩背部疼痛、自我感觉发热等。

（四）睡眠问题

在负面情绪和负面认知的影响下，家属们也常出现睡眠问题，如入睡困难、睡眠浅、早醒、多梦且多噩梦、睡眠不持久等。

上述这些心理反应可能还会在家庭成员之间产生相互的影响和作用，让家庭氛围紧张，形成恶性循环，造成家庭集体性的恐慌。身在后方的家庭成员之间缺少正面的心理支持，只是一味地把所有焦点放在一线，过度关注，重复地关心叮嘱，得不到及时回应就胡思乱想，会让一线的亲人在紧张工作的同时，疲于应付家人，以致身心疲惫。

二、对于一线人员家属心理调适的建议

作为一线人员的家属，每天都要给自己和家人做好防护，同时还要关心、担

忧工作在疫情一线的亲人。他们会有焦虑、担心、充满压力的感受，这些都是正常人在经历突发事件时的正常反应，是人之常情。希望以下的建议可以帮助一线人员家属调适压力，哪怕一时的缓解也是有益的。

（一）接纳情绪反应

有些一线人员的家属会告诉自己：救死扶伤是亲人的天职，疫情当头，理应冲锋在前，我作为一名家属，怎么可以拉后腿呢？他们这样自我劝慰着，然而在这个特殊的阶段，家属也要做好自我的照料。

事实上，担心是我们面对未知和不确定性时必然会出现的一种本能反应，这种反应不分职业属性，不分性别，也不分年龄。面对疾病的威胁，无论身为何种角色，焦虑都是在这种情境下的正常反应，也是无法回避的。疫情当前，觉察自己的担心与恐惧，要知道这些情绪都是我们内心本来就已经具备的元素，只不过一直藏在内心深处。面对未知和不确定性，我们很难做到淡定，我们不用去抗拒从内心浮出来的感受，要正视自己的焦虑和恐惧情绪，就让这种情绪留在我们心里的某一处，接纳情绪，允许情绪和我们同在。在觉察到情绪的同时，我们也要意识到情绪、思维和行为都是属于我们自己的一部分，而这每一部分的主人是我们自己，我们是自己的主人而不是情绪本身，我们更不属于情绪，因此我们可以做到不被情绪操控。让情绪的按钮掌握在我们自己的手里！

接受这种情绪反应，要意识到这种情绪是面对疫情、面对亲人工作状态时的正常表现，是现阶段自己生活的一部分，试图逃离或者抵抗都收效甚微，唯有接纳它，才能找到与之和谐相处的方法。即使出现了一些身体不适等反应，也不必惊慌。

（二）调节减压放松

如果觉察到自己的情绪难以排解时，就需要以合理的途径宣泄情绪，允许自己表达脆弱。我们可以允许自己哭一哭，或者每天用一些时间，将脑子里的想法、发生的事件和感受写下来，擅长或者喜爱绘画的朋友也可以通过绘画的方式表达自己的情绪，还可以向家人、朋友甚至领导表达自己的心情，获取心理支持。听听舒缓的音乐，使用放松技术、正念、冥想等方法，让焦虑情绪在一定程度上得以缓解。也可以在室内适当地做些锻炼，科学研究表明，运动能够促使大脑释放多巴胺，而多巴胺被视为“快乐物质”，能够让人感受到愉悦，有效地缓解情绪和躯体反应，让身心在短时间内得到有效的放松和休息。

（三）科学积极认知

首先，要从正规权威渠道获取有关此次疫情的信息，做到科学防护。家属成员之间对大量的信息要有理性的判断，对疫情防控要有科学的认识，对一线工作人员的防控工作要有信心，对国家的防控措施要有信心。要相信自己的家人，也要坚信我们一定能战胜这次疫情。

其次，学会接纳自己的能力和表现，做力所能及的事情。家里暂时少了重要的人，生活发生了改变。虽然自己已经尽心尽力，但并不能替代对方的家庭角色，不可能把什么事情都做得很好，接受不完美才是我们应该保持的客观认知，因为我们没有办法，也没有精力面面俱到。作为支持家人冲锋前线的家属，应该避免过度苛责自己，只要尽最大努力照顾家人与支持一线工作的家人，无论有没有差错，都应该坦然面对，保持心态平和。更何况，自己是在一线工作的家人的坚强后盾，这份付出是值得骄傲的！

（四）生活规律有序

尽量让自己的生活有规律，不要因为宅在家里就打乱日常的生活节奏。睡前使用电子产品，比如，不断查看疫情信息，看过度悲伤、悲观、含有大量负面信息的新闻资讯等，都会对我们的睡眠产生不利影响。把注意力放在自己喜欢的和令自己愉悦的事情上。关注今天、当下要做的事情，将生活变得有序，这本身就是很好的应对危机事件的方法。

（五）寻找社会支持

可以通过网络、电话等和自己的朋友、亲属、要好的同事进行沟通，向他们倾诉。也可以用记笔记、写微博等方法记录自己的心情，写作本身就是一种情绪的宣泄，同时写的内容有人看到时便会产生互动，这也是一种支持。

（六）转移注意力

安排好居家的具体活动，以达到转移注意力的效果，比如分配具体家务、学做各种美食等。对在一线工作的亲人的担忧、居家隔离的无聊孤独，对于任何一个人来说，都不会愉快的，甚至可以说是一种煎熬，但是，如果把这一段时间充分利用好、安排好，则可以改善我们的心理抗压能力、提高自身素质、增进亲情。当你学会了书法和绘画、学会了烹调、帮助孩子克服了某些生活或学习上的坏习惯等，你会觉得充满成就感。

（七）保持优质沟通

与家人朋友保持沟通、互相关爱与支持是必不可少的。多和家人、朋友发微信、语音或视频聊天，也许更能帮助人轻装上阵。人和人心的连接会产生莫大的慰藉作用，互相关爱与支持，会让我们不孤单。哪怕是一句简单的问候，都能让我们减弱无助感，增强我们的心理力量。

当然，更需要跟坚守一线岗位的亲人保持联系，在安慰鼓励亲人的同时，自己内心的苦楚也会减轻。心理学中有一个法则：当你感到痛苦时，就去看看身边有没有人需要帮助，如果有就去帮助他们，这时自己的痛苦也会被缓解。家庭成员之间沟通时多做正性暗示，如：“他（她）正在一线做有价值、有意义的事情，我们家人应该支持他（她）并为此而感到骄傲和自豪。”“他（她）是国家选派去一线的精英，他（她）能成为精英，和他（她）平时努力进取是分不开的，同时也是我们一家人长期支持帮助的结果。如今，他（她）在一线战斗，也代表着我们全家在为国家做贡献。”表达明确的立场，如：“我会照顾好家庭，维护好健康，不能让他（她）有后顾之忧。”

（八）挖掘自身资源

我们生活的社会、我们的国家在此次疫情中对我们的支持是社会资源；工作单位是资源；朋友、亲属的支持是资源；自身的稳定是支持家人安心工作的资源；在屏幕的两端我们能有机会帮助您，我们都是彼此的资源！希望家属们从以上角度系统地来看待此时此事——自己就是自己最大的宝贵的资源。

此外，家庭成员之间思想要统一，设定共同目标并互相鼓励，互相尊重，求同存异，避免产生矛盾。如果负面情绪严重影响到日常生活或沟通，或出现躯体不适，建议积极寻求专业人员进行咨询和疏导。全国各地也都有24小时热线电话，提供咨询，帮助疏导情绪。

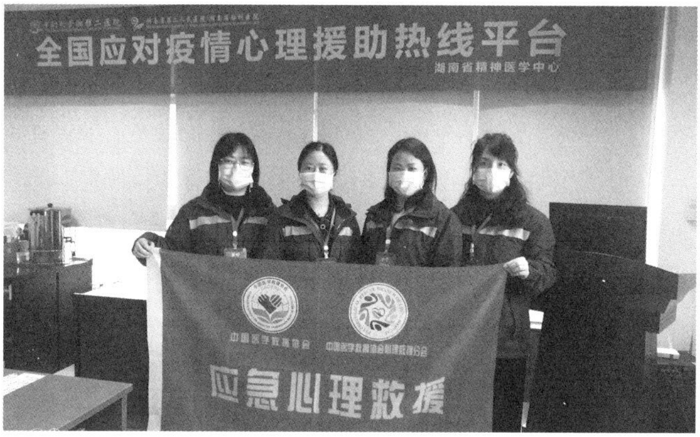

湖南省精神医学中心开通的全国24小时心理援助热线

（疫情期间，24小时热线电话：0731-85292999、0731-12320、400-832-1100）

三、为一线人员家属提供合适的后勤保障支持

（一）生活保障支持

动员社会力量，组织发动志愿者或安排专门人员，对一线人员的家属定期展开慰问，积极协调满足他们的各种需求，解决困难，开展形式多样的关爱公益活动，定期组织免费配送食品、家政服务等，协调落实一线工作人员家庭基本生活用品的供给保障。

（二）心理保障支持

将一线人员的家属作为重点心理干预人群，通过不同形式进行谈心疏导，减少他们的心理焦虑，给予积极精神关怀。组建心理救援专家组，制订紧急心理危机干预和心理疏导工作方案，安排专家对一线工作人员家属心理辅导工作进行技术培训指导。提供专业心理求助途径。当家属们脑海里总是有非常不舒服的画面闪现，而且无法控制，对于画面类似的情景总是回避，或者无论怎么努力，都没有办法调适自己的心情时，请及时寻求专业人员的帮助，早日走出困境。

（三）人文保障支持

为一线人员和家属们建立沟通联络渠道，让一线工作人员和家属互相支持鼓励，构筑战胜病毒、战胜疫情的信心和决心。在生日或者特殊节日时，为一线人员家属送上温暖和关怀。尽量不安排双职工家庭的工作者同时到一线工作，要尽可能使其兼顾家庭。

（四）安全保障支持

要做好对一线人员及其家属口罩等防护用品的配给，做好家庭疫情防控；对

有交通困难的家属提供必要帮助；对发现歧视孤立一线人员家属的行为，要及时进行纠正、教育。

（五）其他保障支持

认真落实参与防治工作人员的临时性工作补助，落实加班费、误餐补助等福利措施；加大典型人物、事迹的发掘和宣传力度，及时表扬表彰，弘扬正气，传播正能量，增强一线人员及其家属的荣誉感。

四、家属如何跟一线亲人进行良好的沟通

家庭成员之间要注重采取合理的沟通方式，给一线的亲人提供恰当的心理支持。关键的几点：

（1）要多赞美，如一线亲人的辛劳付出是在为全家做贡献，是在为全家增光。

（2）做好保障报平安，做好家庭的后方保障，做好家庭的疫情防控。在与一线亲人沟通时，尽量不传递负能量，多分享喜悦心情，转告地方政府和单位的关怀，让一线人员了解家中困难都能得到解决，从而放心工作。

（3）相信一线有严格的防控措施，不要过度关注一线亲人的工作，不要过分担心他们的安危，与一线亲人联络的次数和时间要相对固定，不要重复询问或反复交代。

（4）耐心倾听。通过倾听，认同对方的感受和情感，接纳一线亲人紧张、害怕、焦虑等情绪的表达。同时，也可以利用分享家中琐事、趣事的方法，缓解他们的紧张情绪，给予他们鼓励和赞美，表达全家对他们凯旋的期待，增强必胜的信心和动力。

（何莉）

第十五章

从未如此想开学

——疫情对学生的心理影响及其心理疏导

2019年年末，新冠肺炎疫情悄然降临，迅速侵袭全国，突如其来的疫情严重威胁人民群众的生命安全，让新年的欢庆蒙上了一层阴影。在紧张的疫情面前，全国上下多方力量投入这场疫情防控阻击战中，为避免疫情向校园蔓延，全国的大中小学校均延期开学。

孩子们正处于身心不断发展的阶段，他们因疫情而在家“隔离”，迟迟不能回校上学，无法与老师和同学见面，日常活动也明显受限，因此，他们对开学的期待从未如此强烈，他们的身心也受到不同程度的侵扰和影响。本章将根据不同年龄阶段学生的心理特点，阐述疫情对幼儿、学龄期儿童和青少年群体的心理影响，为保护儿童、青少年的心理健康、增强他们对疫情的心理防御能力提供帮助。

一、疫情对幼儿的心理影响

“妈妈，为什么我还不能上幼儿园呀？我好想念老师，好想跟小朋友一起玩游戏呢！”4岁的花花不停地追问着妈妈，无论妈妈怎么解释都不能让她开心。自从疫情发生以来，她已经很久没有出门了，近来总是吵着要去幼儿园，让妈妈很烦心。妈妈疑惑：“花花的行为是不是正常的？该如何应对呢？”

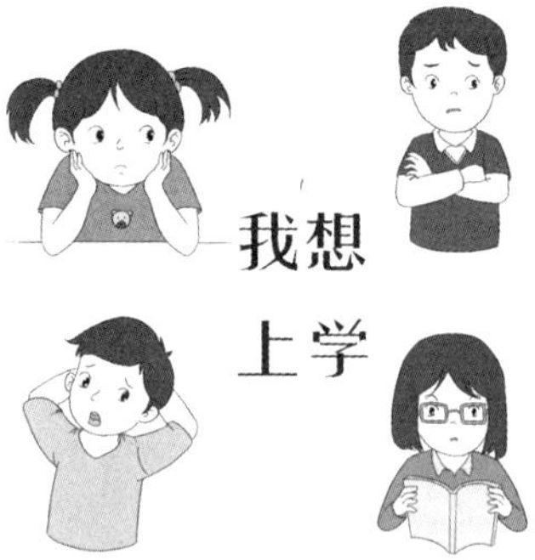

我想上学

（一）幼儿的正常心理表现

3—6岁的幼儿正处在上幼儿园阶段，他们好奇心强，喜欢新鲜事物，乐于与同龄人交往，情绪进一步稳定发展，能较长时间保持良好的心情，开心的情绪多于紧张或不安等消极情绪。

（二）疫情下幼儿的心理反应

疫情下，幼儿可能会因总待在家而困惑不解，对大人的言谈举止比较关注，容易受他们的情绪影响而变得敏感。胆小的孩子可能出现害怕病毒的情绪，严重时可表现食欲不好、呕吐、睡眠不好等，也可能有行为方面的表现，如哭闹、莫名其妙发脾气、缠人、不愿与家人分离、害怕一个人独处等，也可能变得更安静更乖，话少等。

一般来说，这些心理反应是正常且短暂的，处理得当，大多会慢慢消失，不会影响孩子的心理成长。家长不必惊慌，但也不能大意，应理解并陪伴孩子走出心理的阴影。

（三）给家长的建议

1. 了解孩子的心理需求

首先，应了解孩子“想上幼儿园”是想要得到什么，是思念老师、想和同学玩，还是喜欢玩幼儿园的滑滑梯等；或者，是仅仅想知道开学的确切时间，还是想多出去走一走；等等。

2. 用孩子能理解的方式进行合理解释

如果是思念学校老师和同学，则和老师同学保持联系，彼此问候；如果是喜欢学校课程或集体生活，家长可以带着孩子在家玩模拟校园的游戏；如果是对开学的时间一再延迟感到疑惑，可以告诉孩子：如果我们坚持不出门，就可以战胜病毒，把病毒“闷死”，等外面的“坏蛋病毒”被大人们赶跑了，学校就可以开学了，现在我们能做的就是做好防护（戴口罩、勤洗手、少出门），这样就可以帮助大人们一起战胜“坏蛋病毒”啦。鼓励孩子做勇敢的小卫士，并给予及时的表扬肯定，鼓励他继续坚持，强化孩子的居家行为。

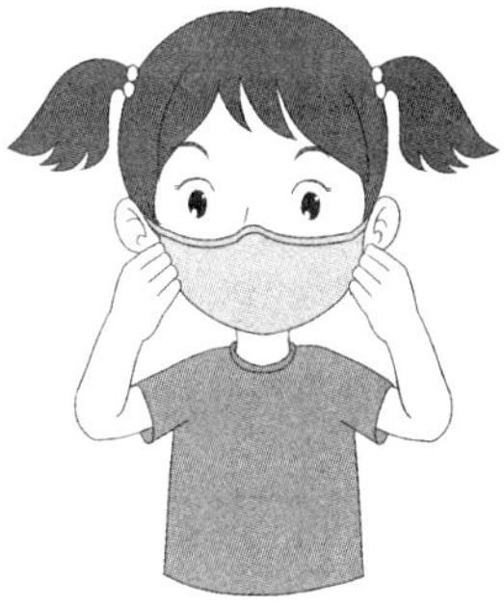

戴口罩

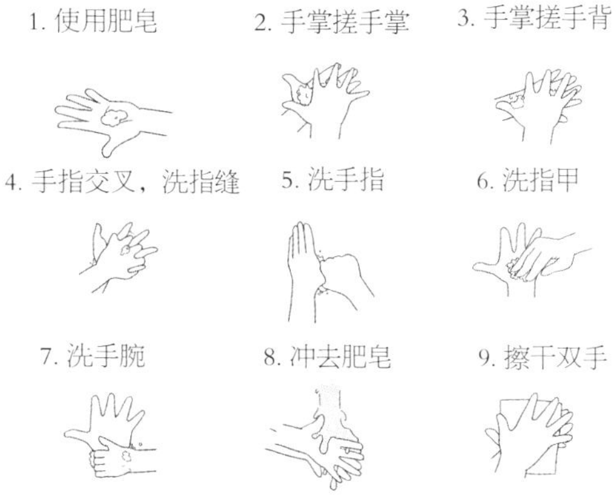

勤洗手

3. 不责骂、不恐吓孩子

爱玩是孩子的天性，家长要理解孩子长期无法出门的压抑心情，理解孩子想要出门的愿望，不要因此责骂孩子。有的家长为了“打消”孩子上幼儿园的念头，故意向孩子夸大疫情，例如“一出门就会感染病毒”“那谁也救不了你了”等，这样并不能达到目的，反而很容易导致孩子产生恐惧心理，不可取。

4. 提供可能的社交活动，增进亲子关系

如果孩子想找小伙伴玩，家长可以采取电话或视频聊天的方式帮助孩子建立沟通渠道，做一些约定性的游戏（比如，各自为对方做一个手工，互相分享等）。可以设计一些有趣好玩的室内亲子活动，让孩子玩起来。

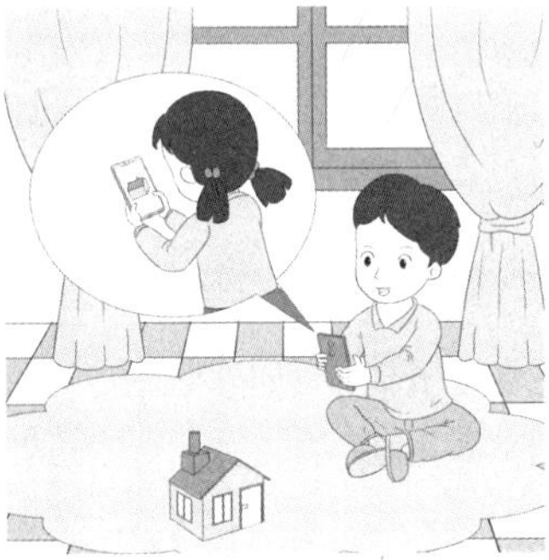

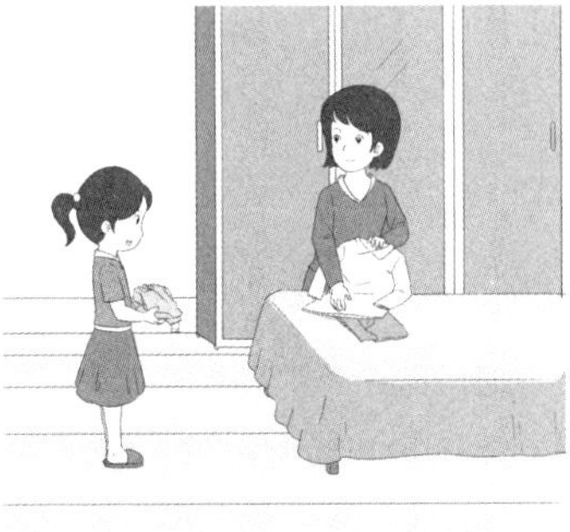

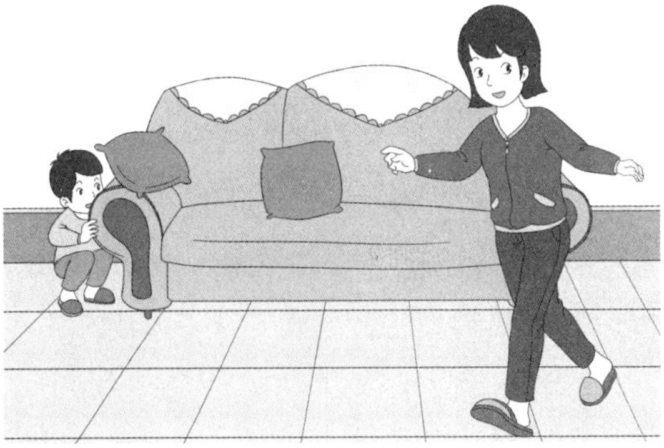

在家做游戏

二、疫情对学龄期儿童的心理影响

“老妈，这待在家的日子什么时候结束啊？病毒真有这么厉害，让我们都上不了学啊？我还要参加篮球队的集训呢！”小彤是一名小学四年级学生，因为新冠病毒的肆虐，已经过完寒假的她仍然没有开学，在家的这段日子感觉很无聊，快要闷死了，想早点回归校园生活。

妈妈也不知如何安慰与应对。

（一）学龄期儿童的正常心理发展

7—12岁的学龄期儿童已开始了社会化生活的初步阶段。他们开始在学校进行系统的学习，同时，道德感、集体荣誉感、责任感等情感内容不断丰富；他们愿意表达自己的情感，可以进行情绪的自我调节，情绪更加稳定；他们在校时与同伴的交往增多，逐步建立亲密的同学友谊，在心理上这也是一个很重要的成长阶段。

（二）疫情下学龄期儿童的心理反应和表现

疫情下的学龄期儿童的应激反应主要表现在情绪、行为和躯体等几个方面。

1. 情绪方面

儿童通过电视、手机等途径获取疫情相关信息，会花很多时间跟家人讨论疫情，反复询问。有些孩子容易产生紧张、害怕心理；有些则表现为消极、压抑心理，出现“病毒好可怕，我们会不会被感染上，会不会死掉？”等念头。

2. 行为方面

有些孩子出现反复过度洗手、洗澡等强迫行为，也可能因想去学校的要求无法被满足而发脾气等。

3. 身体方面

有些孩子可表现为躯体上的不适，如胃口差、心慌、心悸、头疼等。有些孩子出现睡不着、容易惊醒、睡眠颠倒等情况。如果家中有人患新冠肺炎，孩子不得不与家人隔离，或不得不到亲戚朋友家短暂居住时，可能会出现身心的不适应，甚至出现退行，比如：以前吃饭吃得好好的，现在突然不愿意自己吃，要大人喂；有的孩子突然出现尿床现象，为此尴尬、自责，担心被大人奚落；等等。

一般来说，孩子绝大多数的心理反应都是正常的，家长不必惊慌，若及时发现并处理得当，这些心理反应将会随着疫情得到控制而逐渐消失，孩子的心理大多可恢复正常。

（三）我们的建议

1. 给儿童的建议

（1）从官方渠道获取疫情信息。和父母一起学习关于新冠肺炎的科普知识，用绘画或写作的方式表达自己对疫情的态度和看法。

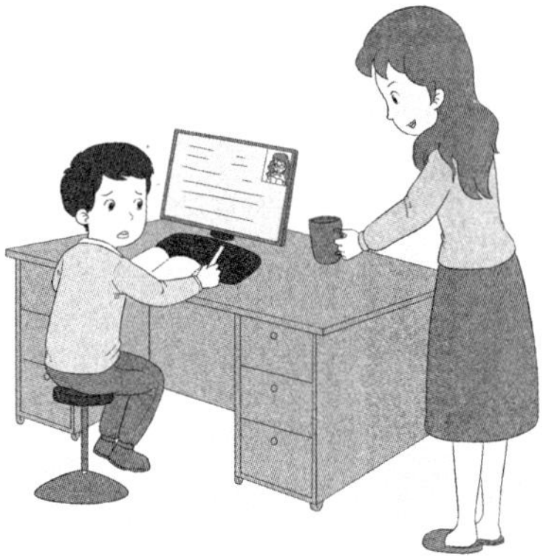

线上学习

（2）主动倾诉感受。试着向父母表达自己对疫情、不能上学、不能见朋友、不能参加户外运动等的感受和想法，寻求帮助，宣泄不良情绪。

（3）合理管理时间。制订学习计划并坚定执行，找回原来的学习生活节奏，以获得稳定感和掌控感，合理地安排休息、学习和娱乐时间；按照学校计划和要求，在家坚持上网课；培养新的兴趣爱好；适当进行室内锻炼，如做操、跳绳等；帮助父母做些力所能及的家务。

2. 给家长的建议

（1）帮助孩子判断信息。家长要直面孩子关于疫情的问题，积极与孩子沟通，不回避疫情状况，以恰当的方式、合适的语言讲解新冠肺炎相关知识、目前我国的防控措施以及延期开学的情况，引导孩子关注权威真实的新闻，指导孩子学会对信息进行判断。

（2）积极正向地看问题。家长要向孩子传递积极的信息与态度，用积极而正面的态度影响儿童。家长应告诉孩子如何保护自己，及时觉察自身的情绪以及情绪带来的影响，注意要采用适当的方式，用儿童能够理解的语言解释。

（3）引导孩子建立良好的学习习惯。小学是孩子各种习惯和意识养成的关键时期，良好的习惯会让孩子终身受益。趁着学校还没正式开学，引导孩子做好自我管理，平衡学习与玩的关系，合理安排时间。家长可以帮助孩子一起制订作息计划，科学安排时间，并且认真执行。家长要做好监督，不能让孩子养成惰性。

（4）分享抗击疫情的感人事迹。家长可以把当前非常时期的特殊社会情境转换为对孩子的思想教育情境。要让孩子了解，在这场抗击新冠肺炎疫情的战斗中，有无数工作者牺牲休息时间，放弃与家人团聚的机会，冒着被感染的风险，坚守在各自的岗位上，默默守护大家的安全。要教育孩子学习他们勇于担当、舍己为人的精神，树立正确的价值观和理想信念，告诉他们生命的意义在于奉献，培养孩子的家国情怀。

（5）举行家庭活动。家长可以和孩子一起做家务、做手工、做游戏、阅读等，通过这些活动，让孩子在学习、娱乐、劳动中开阔眼界，增强本领，与孩子加强交流，促进亲子关系。帮助孩子调整好心态，端正好态度，以饱满的精神面貌迎接复课。

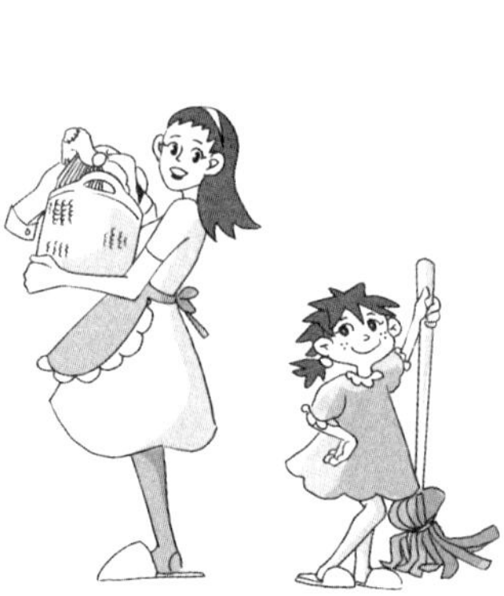

家长和孩子一起做家务

三、疫情对青少年的心理影响

“唉，好想快点开学啊，在家里我根本不想学习。”静静是一名初三学生，因为疫情，学校一再延迟开学，这已经是她在家的第36天了。静静感觉在家学习不在状态，可是今年就要参加中考了，这让她成天忧心忡忡，很郁闷，想尽快回学校学习和备考。

（一）青少年时期正常的心理发展

青少年阶段（十二三岁到十六七岁）是人一生中非常重要的成长阶段，其特征：身体上开始出现第二性征并逐渐发育成熟，心理上处于半成熟、半幼稚阶段，情绪具有波动性；外界的事物或社会现象容易引起青少年的应激反应；自我意识较强，容易产生逆反心理，反对约束和权威；情感丰富，容易感情用事，爱憎分明。

（二）疫情下青少年的心理反应

在压力下，青少年在情绪上容易变得烦躁不安、焦虑、敌对、悲观、绝望、无助、抱怨等；行为上可出现发脾气、与父母争执、攻击人、过度沉溺于电子游戏、疏远父母等。有些青少年可出现注意力不集中、记忆困难、学习动力不足的情况，吃不好、睡不好，生活节律紊乱、昼夜颠倒。

（三）我们的建议

1. 给青少年的建议

（1）积极进行自我调节，做情绪的主人。适度焦虑是有好处的，但是焦虑过度就会有危害。延期开学是无奈之举，作为学生，要做的是调整心态，尝试改变思维，多给自己一些积极的心理暗示："我现在的任务是稳定情绪，放松心情，提高学习质量"，"不可以让焦虑的心情占上风"。既然不能改变事实，那就着眼于当下，把眼前的事情做好，而如果带着焦虑的心态，无论做什么事，效率都会大打折扣，因此要以良好的心态面对疫情。

（2）通过抗"疫"感人事迹深入思考人生的价值。自疫情开始以来，无数白衣战士"逆行"奔赴一线进行救援工作，涌现出很多的感人事迹。通过对这些榜样的学习和思考，我们能进一步理解人生的价值和意义，为树立正确的人生观和价值观打下基础。

（3）做学习的主人。延期开学不等于继续放假，制订详细的生活学习作息表，每天按照自己的计划去学习，将精力投入其中，趁此机会查漏补缺。可以与同班同学互帮互助，互相监督，分享在学习、生活中的收获，不能因为延期开学而打乱自己的学习计划，学习进度势必不能落下。

（4）积极进行体育锻炼。良好的身体素质不仅可以保护自己不受病毒侵害，同时还有助于改善焦虑、抑郁等负面情绪，减轻压力。可以在家里进行一些训练，如跳绳、原地高抬腿踏步、仰卧起坐、俯卧撑等。如果觉得自己无法坚持，可选择在手机App上打卡运动或者约小伙伴一起运动。

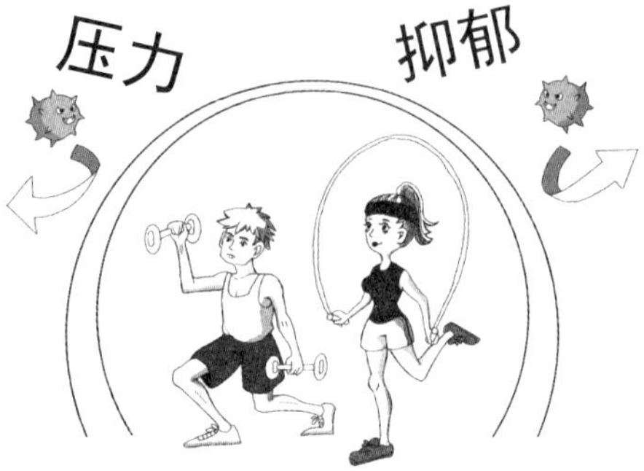

在家锻炼身体

2. 给家长的建议

（1）首先稳定自身情绪，学会安抚孩子。家长应反思自己在疫情下的情绪状态，有无恐慌、埋怨、焦虑等，积极正面思考，加强正面情绪的培养。不要过多干涉孩子的决定，学会放手；应予以孩子更多的支持鼓励，多花时间陪孩子，给予希望，让孩子相信疫情终将结束；试着帮助孩子合理地宣泄情绪，如在一张纸上写下自己的烦恼和焦虑，然后把这张纸撕掉。不要一味批评孩子，而要在心理上予以支持。

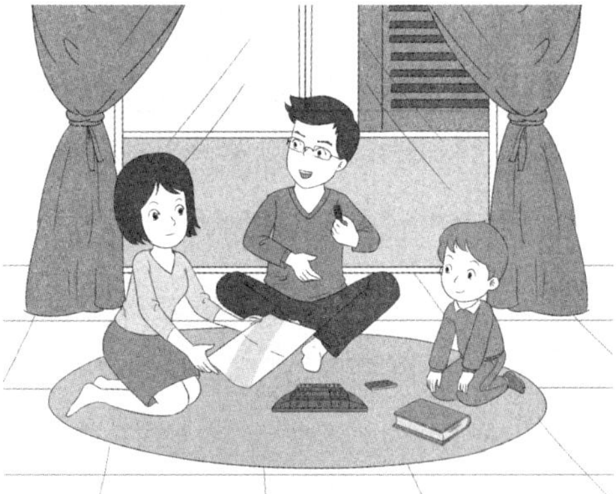

帮助孩子合理宣泄情绪

（2）善于倾听，鼓励孩子说出感受。家长需分清孩子说的“想出门”，是“发牢骚”还是“真想出门”。“发牢骚”是在表达情绪，对于孩子的情绪，家长应该去倾听，听的时候要做到自己情绪平稳，而不是焦虑或烦躁，要让孩子感受到“你愿意去听”，让孩子感觉到你愿意接纳他的情绪。要相信这些情绪是暂时的，不是永久的，也要信任孩子有能力梳理情绪和处理面临的问题。

（3）指导孩子学会放松。跟孩子一起学习一些身心放松的方法，如深呼吸、肌肉放松等，进行一些放松减压的正念、冥想练习。保持张弛有度，适当分散注意力，保持情绪放松。此外，还可以尝试进行身体劳动和其他具体工作，来缓解孩子的焦虑，如室内运动、做家务等。

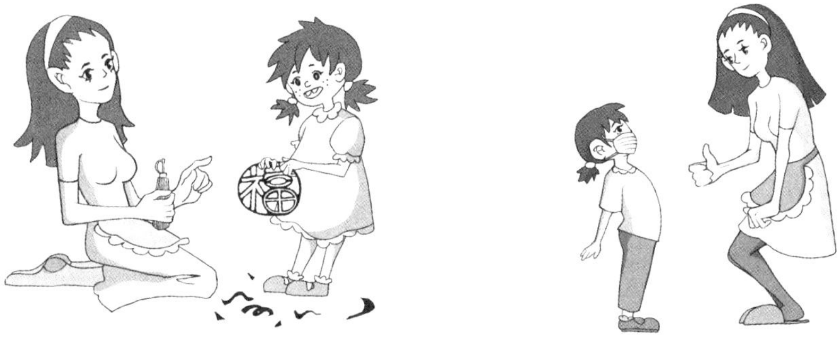

帮助孩子放松

（4）必要时咨询专业医生。如果孩子一天之中大部分时间都觉得紧张、担心，持续好多天无法缓解，脑海中出现不合理的想法和冲动，且通过放松、倾诉等无法解决时，说明负面情绪已超出了孩子的承受范围，这时可以拨打心理咨询热线电话，向专业医生寻求心理援助，帮孩子缓解这些过度反应的情绪，增强抵抗疫情的能力。

在这场没有硝烟的战争中，居家的我们不妨带着孩子们放慢脚步，陪伴孩子们细细思考，促进他们的心理成长。

（高雪屏）

第十六章

宝宝和妈妈一起渡难关

——疫情对孕妇的心理影响及其心理疏导

身处武汉的黄女士，今年40多岁了，已有一个孩子，现在怀着二胎，孕期17周，但给她建档的医院在疫情期间不再对孕妇开放。黄女士担心不能顺利地找到合适的医院，因为她有高血压和肾功能不全，感到“很忧虑，很担心，担心孩子早产或者胎儿有畸形，每天都想很多很多”。

而担心的不止她一个人，她微信中的孕妈群里几乎人人都有这样的忧虑。

另一边，江苏的晓冉女士怀孕23周多了，马上面临胎儿系统超声筛查和葡萄糖耐量试验，这两项不能省略的检查让她很为难。她觉得医院是“高危地区”，很担心如果去医院产检，会感染新冠病毒。

怀孕、生子无疑是人生中的重要大事，对于准妈妈来说是兴奋和欣喜的。但突如其来的新冠病毒，给令人欣喜的事蒙上了一层阴霾，使得原本在孕期就容易担心的准妈妈们，内心变得更加复杂。

一、孕期常见的心理反应

孕期情绪改变的主要表现：不能集中注意力，焦虑，易怒；睡眠不好，非常容易疲倦，或有持续的疲劳感；不停地想吃东西或者毫无食欲；对什么都不感兴趣，总是提不起精神；持续的情绪低落，想哭；情绪起伏很大，喜怒无常等。

具体来说主要包括以下几种：

（一）焦虑反应

按照阶段划分，早期的妊娠焦虑主要是对胎儿的关注，妊娠后三个月主要是对分娩时的疼痛、新生儿的素质（如躯体发育情况，有无畸形等）等发生的预期性焦虑。

按照表现的不同划分，焦虑在情绪上表现为担心、紧张、害怕、不能放松、易怒等，如总是担心胎儿的安全、健康情况；在躯体上表现为肌肉紧张、多汗、心跳加快、食欲差、尿频尿急等。

在各种引起焦虑的原因中，担心被疫情影响，甚至被病毒感染无疑是这一特殊时期最为焦虑的事情之一。没有被感染的孕妇，担心在产检过程中频繁进出医院会增加感染的概率，而如果不幸疑似或者确诊为新冠病毒感染，则更担心自己感染后会影响胎儿生长发育或者导致腹中胎儿感染。这些担心都非空穴来风，对本就容易产生焦虑、抑郁等情绪的孕妇来说如同雪上加霜。

（二）抑郁情绪

主要表现为心情不好，情绪低落，郁郁寡欢，开心不起来；对什么事情都提不起兴趣，做什么事情都没有动力；感到孤单无助，生活看不到希望，认为自己给家人增添了负担，成了别人的累赘；觉得脑子变笨了，反应也慢了；等等。

（三）负性想法

主要表现为总是朝不好的方面去想，并且负性想法容易一个接一个地出现，像瀑布一样不断地发展，最终将自己淹没在了各种悲观的想法中。就像案例中的黄女士，因为自己身体不太好，加之疫情的到来给出行以及产检带来诸多不便，她便产生了一系列负性的想法：担心孩子早产或者胎儿畸形，担心孩子即使足月生下来也不一定健康安全，担心如果再看不到医生，自己和孩子的生命安全都会面临危险。

（四）睡眠不好

主要表现为入睡困难、躺在床上很久都睡不着、半夜频繁醒来、再次入睡需要很长的时间、整晚都睡得不踏实、第二天醒来很累等。由于身体在短时间内发生很大的变化，孕妇的身体组织及器官容易受到不断增大的子宫的压迫。如果子宫压迫神经会导致疼痛进而影响睡眠，压迫膀胱则会导致频繁起夜，打断睡眠。此外，焦虑抑郁的情绪以及负面的思维影响，也常常会导致睡眠障碍。

内心的焦虑源于对未来的不确定，而负性的认知，甚至是灾难化的想法会加重心理的负担，更容易产生抑郁情绪，影响睡眠。这些表现相互影响，互为因果，很容易陷入恶性循环中。

二、孕期出现情绪问题的可能原因

（一）激素的改变与波动

孕期雌激素及孕激素的分泌与没怀孕时相比会有巨大波动，而人类作为一个被激素“绑架”的生物，某种程度上很难控制自己的情绪。在女性的一生中，抑郁常选择怀孕、生产这个特殊的时间到访，无疑与激素有密切的关系。怀孕时雌激素和孕激素大幅上涨，而产后又急剧下降，正是这样的生理变化导致女性在怀孕时和生产后出现情绪问题的概率大增。这段时间孕妇情绪容易大起大落，或极喜极悲，或多愁善感，或闷闷不乐、郁郁寡欢，又或紧张焦虑、担心害怕等。

（二）特殊时期的生活环境改变

电视、报纸、微信、微博等各类媒体传递的信息中，新冠肺炎疫情的热度一直居高不下，生活中各个角落都充斥着与其相关的信息，紧张焦虑情绪也随之不断蔓延，孕妇身处其中不免会受到影响。而疫情管控措施导致外出不便，长期居家缺乏活动，常规产检亦受到影响等的改变，都会加重孕妇的不良情绪。

（三）身体的改变与不适

孕期很多孕妇都会经历各种各样的不适，比如：睡眠不好、晚上频繁起夜，让一觉睡到天亮成了不可能；恶心、呕吐是常事，有时候想要好好享受一顿饭都变成了奢侈的事情；腰酸背痛不可避免，各种各样的疼痛此消彼长，让孕妇处于一种应激状态；体重飙增，体态丰满，以及后期伴随水肿，都让孕妈妈感到行动不便；子宫压迫内脏导致呼吸费力时，更容易担心是否感染了新冠病毒。这些身体的变化无疑都加重了孕妇的心理负担。

（四） 成长经历与家族史

经历过重大的生活创伤，或者家族有抑郁症或其他精神疾病病史的患者，更容易出现孕期情绪问题。

三、应对孕期情绪问题的方法

（一）做好疫情期间相关的预防及准备工作

（1）一般准备工作：疫情期间，准妈妈们需要做好自我监测，比如监测体温变化、体重变化、胎动情况，监测有无腹痛、阴道流血及分娩征兆等情况。

（2）产检相关的准备工作：根据自己的孕期以及产检的内容、妊娠的风险评级等情况，咨询产科医生，确定哪些产检内容可以延后，而哪些产检内容是不建议延后的。受疫情影响，可以选择线上咨询产科医生，减少来回奔波之苦，也避免交叉感染的风险。咨询完之后合理安排好产检的内容及时间，可减少因为不确定事项带来的焦虑感。对于不建议延后检查的项目，去医院时孕妇及陪同人员需全程佩戴口罩，并且最好携带含酒精免洗洗手液，及时做好手部消毒，回来后做好全身清洁消毒工作。

（二）学习了解怀孕后的自己

在发达国家，从怀孕起，准爸爸准妈妈就开始参加各种各样的培训，了解怀孕时准妈妈身体及心理将发生哪些变化，准爸爸应该如何帮助伴侣并转变自我的角色；了解产后婴儿吃喝拉撒的一系列需求，妈妈在产后可能出现的身体及心理上的问题，爸爸妈妈们该如何应对；等等。这一切无疑都为准爸爸准妈妈的角色转变起到了很好的过渡作用。孕妇可以通过自我学习的方式多看一些育儿类书籍，多掌握理论知识，多与伴侣探讨，打好孕期的理论基础。通过系统的学习，孕妇知道了自己怀孕后可能更加容易产生焦虑的情绪，也许当焦虑真的来临时便不会乱了阵脚，能够做到接纳自己的情绪。

（三）学会观察自己的身体及情绪状态

怀孕是人生中一个特殊的阶段，妈妈们要格外关注自己。了解身体发出了什么样的信号，比如头疼、脾气大、感觉疲惫是表示自己太累了，缺乏睡眠，需要休息或补充睡眠。多观察自己的情绪，试着探明和以前大多数时间相比，自己是快乐的还是忧伤的，一天中的大多数时间是快乐、平静的还是忧伤的。

（四）学会关爱自己

每天空出一小段时间留给自己，做点自己喜欢的事情，听听音乐，保持适当的锻炼等，都有助于保持一个好的心情。不论此时或以后，都请将自己放在最重要的位置上，唯有照顾好自己，才能以更好的状态关爱家人。

有一些可供参考的关爱自己的小方法，能够帮助孕妇减轻压力，比如：早晨醒来，静静躺三五分钟再起床；洗完脸以后，仔细看镜子里的自己并赞赏自己；闭目养神五分钟；安静地听一首喜欢的歌；写一小段文字给现在的自己；轻轻地朗读一首诗；慢慢地喝一杯热水；给自己做一个头部按摩；等等。这些小方法都有助于停下来认真地与自己相处，为自己的内心施肥。可以有意识地选取几个小方法每天做，你会发现得到自我关爱的自己变得闪闪发光了。

（五）学会过滤信息及选择性地摄取信息

面对纷繁复杂的各种信息，需要做到控制查看疫情相关新闻的时间，比如一天看新闻的时间不超过一小时。不相信谣言，不让无谓的谣言影响自己的判断及情绪；有选择性地看官方渠道发布的准确信息与指导。同时，减少其他负面信息的摄取，可以有针对性地选择充满正能量的信息进行阅读。

（六）矫正负性认知，掌握正向思维

面对疫情期间紧张的情况，认知的天平可能会自动向负面评价倾斜，但我们

要努力从自己的认知体系中寻找正向的、积极的评判。认知行为学理论认为，认知在很大程度上决定了不同的人对同样一件事的判断，从而影响情绪。

通过主动识别自己是处于什么样的情况下才产生了负性想法，从旁观者的角度认识自己判断的过程，从而认识到自己的想法是如何影响到自己的反应的。

有情感变化时，通过询问自己“你的脑海中在想什么”，捕捉自己产生负性想法时的自动思维，从而建立起“情境→自动思维→反应（情绪、行为）”之间的关系。比如，看到了新冠肺炎相关的信息，就不由自主地想到万一自己感染了会对胎儿产生什么样的影响，然后就开始担心，进而产生了焦虑、紧张的情绪。通过自我认知，认识到自己这一负面情绪产生的过程是“新闻→担心胎儿感染→焦虑担心”。

认识到这一过程之后就可以开始试着调整自己的认知了。比如每当自己担心胎儿的健康，或担心胎儿会感染新冠病毒时，可以详细列出支持自己这种判断的客观依据，以及不支持这种判断的客观依据。通过客观的分析，很可能会发现并没有多少或者根本没有客观的依据表明自己的想法是正确的，相反很多客观依据表明是自己想得过于悲观。如此多进行几次自我思维的批判与矫正，就不会在每次不由自主冒出不好的想法时，不加判断地掉入情绪的陷阱与漩涡。

（七）掌握一些缓解不良情绪的小技能

（1）自我情绪接纳。面对焦虑，我们需要做的也许不是消除它，而是正视这种不安的感受，将它降低到自己能够承受的范围。试着接受自己的情绪，告诉自己：目前处于孕期，面对疫情这样复杂的情况，出现恐惧、紧张、担心、害怕、沮丧等情绪都是非常正常的。大多数情况下情绪在经历顶峰后会趋于平静，现在需要做的是接纳自己，包括自己的情绪。

（2）学习放松方法。在感到情绪非常紧张时，可以听舒缓的音乐、使用放松技术或通过正念冥想等方法，让高能的焦虑情绪得到一定程度的缓解。放松训练的具体步骤包括舒适地坐在椅子里（或卧位），慢而深地呼吸（2～3次），屏住呼吸几秒钟，逐个部位收紧肌肉，直到快坚持不住时呼气，同时快速而彻底地放松肌肉，这样自上而下对全部肌肉做一遍，把精神紧张的能量转移到肌肉的紧张与放松上，以此达到放松的目的。

本书第二十六章也专门介绍了放松训练的方法。

（八）调整睡前状态，改善睡眠质量

（1）控制睡前使用电子产品。睡前使用电子产品，尤其是睡前刷疫情动态，看过度悲伤、悲观、含有大量负面信息的资讯等会对我们的睡眠产生不利影响，所以可以尝试不将手机带入卧室，改为睡前读纸质书籍，让活跃的大脑皮层平静下来。

（2）睡前冥想。睡前冥想可以让情绪逐步达到平静的状态，有助于进入睡眠状态。睡前冥想的自我引导语可以是“我的呼吸越来越深、越来越沉，我的心跳慢而有力，我感到非常平静。我感到一股暖流流遍了全身，我的头顶感到温暖而沉重。这股暖流流到了我的面部，我的面部感到温暖而沉重。我的呼吸越来越深、越来越沉。我感到内心平静极了、舒服极了”。依此方法，从头部到脚部逐步放松，达到全身放松促进睡眠的目的。

本书第二十七章也专门介绍了冥想的方法。

（九）保持适当运动

如果身体条件允许，保持适当的运动也有助于保持良好的心情，比如针对孕妇设计的孕妇瑜伽、在家中慢走等，或其他运动量可控、难度不大、易于进行的运动均是不错的选择。可以在室内适当地做类似的锻炼。科学研究表明，运动能够促使脑内释放多巴胺，而多巴胺能够让人感受到愉悦，有效缓解焦虑抑郁的感受，并且适当运动也有助于改善夜间睡眠。

（十）学会求助

所有的情绪都需要一个出口，请把自己内心的各种负面情绪积极地表达出来，向家人倾诉，向亲密的人倾诉，表达出自己的情绪在很大程度上能够缓解情绪的压力。如果观察到自己情绪比较差，可主动向伴侣及亲人述说，或给好朋友打一个长长的电话倾诉。有时候即使是朝夕相处的人也不一定能够准确地洞察你的情绪变化，即使你感到特别悲伤、特别痛苦，在家人看来可能只是爱哭、爱多想，主动寻求他们的帮助，告诉他们你的情绪体验，让家人朋友真正了解你的情况才能更好地关心你。很多最初的不良情绪状态，在得到家人的关心与理解之后都可以很快缓解。

如果情况比较严重，有些心理反应是需要警惕的，比如反复出现伤害自己或他人的想法，或者持续情绪低落，觉得活着没意思，认为自己是家人的负担，觉得自己变得愚蠢迟钝了，因此产生了轻生的想法等。一旦出现这样的想法就要引起重视，这提示目前的问题可能已经超出自己可调节的范围，需要专业人士的帮助。

相信经历过风雨后见到的彩虹一定会更美丽。祝福每位准妈妈！

（杨峘）

第十七章

工作场所人际交流的担忧

——疫情对复工复产者的心理影响及其心理疏导

抗击疫情不仅要面对病毒与疾病，还要保持社会的稳定与发展。随着战“疫”胜利曙光的到来，各行各业已逐步复工复产，许多人已经返回自己的工作岗位。

返岗复工后，复工者一方面要应对防控疫情带来的心理影响，另一方面也需要逐渐适应复工后带来的生活方式与工作节奏的转变。如何正确认识并调整稳定自己的心态，是摆在每个复工者面前需要解决的问题。疫情期间复工让我们面临着巨大挑战，承担着生理和心理上的双重风险。如果不能正确识别这些压力，也无法对由此产生的不良情绪加以疏导，任由其愈演愈烈，将引发心理疾病，可能影响正常的生活和工作。

一、疫情期间复工者可能出现的心态

疫情仍未完全平息，面对返岗复工，不同复工者会有不同的心理状态：可能有的职工会担心疫情状况，情绪不稳定，尤其是面对疫情的各种信息漫天飞，接收了太多的负面信息，可能会出现焦虑、恐慌、疑病等问题；可能有的职工工作精力不集中、担心收入受影响；等等。概括起来，这类人群具有以下几种心理特点。

（一）紧迫感

有的人因为长时间的休息或隔离，迫切需要与他人恢复交流，希望尽快进入工作状态；还有的人并非主动愿意复工，但现实生活产生的经济压力又使得他们不得不尽快重新投入工作当中。

（二）恐惧感

有些人复工或将要复工时非常恐惧，担心环境不安全，害怕与人接触被传染，害怕自身防护措施不到位被感染，害怕去公共场所，担心和恐惧与他人近距离地接触。他们觉得自己的健康受到威胁，生活不可控制，感到自己没有力量。

（三）担忧感

有的复工者过分关注自己的身体健康，时刻注意自己的身体变化，看是否出现了异常感觉，甚至坚信自己身体出现了问题。返岗复工意味着要更频繁地暴露于公共场所，买不到口罩怎么办？会不会将病毒带回家中？这些不得不面对的问题也会增加焦虑和担心的情绪。

二、这些心态可能带来的问题

虽然从专业的角度看，这些心态并不能算作“异常”，但如果我们不能正确识别、应对隐藏在这些心态背后的“负能量”，它们将可能放大原本存在的压力和不良情绪，继而在生活、工作中造成一系列的问题。

（一）人际关系摩擦增多

有的人可能因单位的强制要求，被迫回到工作岗位，从而产生强烈的抵触心理，容易迁怒、指责、抱怨别人，稍不顺心就发脾气。有的人会过分担心在工作环境中与同事接触是否“安全”，担心他人会将病毒带入工作场所，在调侃“防火防盗防同事”的时候，只关注如何“防同事”，听到有人咳嗽一声，便感到紧张担心，唯恐避之不及。当然，可能也有复工者是从外地返回的，他们会产生“同事们会不会因此看不起我，躲着我”这一类的担忧。在这些心态之下，既可能出现自我怀疑、否定，也会造成同事之间的猜忌、疏远和隔阂，破坏在团队中原本已建立的自我认同感和同事之间的信任关系，影响团队成员之间的团结和协作。

（二）职业倦怠感更加突出

职业倦怠是指个体长期处于情感资源过度要求的情境之下，所产生的一种心理衰竭、情绪衰竭和精神衰竭，是一种和工作负荷、情绪压力密切相关的烦躁不安的功能失调状态。在疫情期间复工，虽然每个人的工作种类和内容不同，对复工的心态和动力也各不一样，但疫情给每个人带来的压力是客观存在的，每个人所面临的外部环境是相似的。疫情期间出现收入下降，薪酬分配机制和人员组织结构被迫发生变化，原本熟悉的工作方式、休假制度改变，原本对减轻职业倦怠有帮助的人际互动、工作之外的休闲娱乐方式等缓冲资源也可能受到影响——这些影响工作稳定性的因素都有可能造成复工人员更早或更明显地出现职业倦怠，出现不能控制自己生活、无法坚持工作的感觉，对工作的热情快速消退，甚至导致焦虑、抑郁等精神心理障碍的发生。

（三）出现焦虑、抑郁、失眠等精神心理障碍症状

部分复工人员可能由于对疫情过分担忧、恐惧，存在过重的心理压力，使自己长期处于应激状态，缺乏正确适应和应对的方法和措施，加之无法充分调动个人的社会支持体系，心理压力超出个人的心理承受阈值时，就可能出现失眠、焦虑、抑郁等精神心理障碍症状。

在医学上，医生所定义的抑郁的常见表现为：情绪低落、压抑愤懑，严重者甚至有悲观绝望、厌世轻生的感觉或念头；此外有抑郁情绪时，个人会对过去各种喜爱的事情丧失热情和兴趣，体验不到快乐的感觉，做事打不起精神，懒于与人沟通，甚至茶饭不思，终日独处。焦虑情绪是指个体感到无故的紧张、心烦，无法使自己放松，为各种琐事担心，担心失控或不好的事情发生，也可表现为脾气暴躁，动辄为小事发脾气，与他人起争执，还可能有心悸、胸闷、尿频、出汗、坐立不安等自主神经功能症状。此外，抑郁和焦虑情绪都可能伴有失眠问题的出现，表现为入睡困难、入睡后辗转反侧、睡眠过浅、噩梦多或是早醒，并且醒后白天精力不足，严重影响正常的生活和工作。

（四）麻痹大意，放松警惕

当然，可能也有些人在复工一段时间之后，走向另一个极端，即出现麻痹大意的心理。他们觉得疫情已经得到控制，加上自己平常并无躯体症状，觉得自己肯定不会感染，因而放松警惕，不再注意基本的防护及卫生习惯，这会给自己和同事带来不必要的感染风险。

三、疫情期间复工的心理压力应对

（一）识别和处理正常的情绪反应及压力

1. 直面焦虑与恐慌，科学应对

首先需要明确的是，疫情之间复工，客观上不可避免地要与其他人员接触，增加了感染病毒的概率。在这样的情况下出现适当的焦虑、担心是可以理解的，适度的焦虑情绪可以让人保持必要的警惕。复工人员应该积极正视并接纳自己的这部分情绪。只要科学应对，做到恰当的防护，遵守疫情期间的复工要求，被感染的风险并不会增加到令人恐慌、人人自危的地步。总之，尽量做到心理上积极接纳合理情绪，既不恐慌，也不松懈。

按照国家提出的相关复工要求，个人科学应对的主要内容包括：① 在疫情结束前只到自己的工作单位、工作岗位，不聚会、不聚餐，不去人多的地方；② 避免过度疲劳，保证饮食和睡眠；③ 公共场合戴口罩，勤洗手；④ 工作场所或宿舍注意通风换气；⑤ 保持个人工作区域的清洁、卫生，每天可进行适当的清洁、消毒；⑥ 通勤、就餐尽量选择错峰进行，上下班尽量选择步行、骑行或自驾车；⑦ 每日监测体温，如出现发热，主动报告，并向单位领导和同事求助，请求换岗或休息，避免带病工作。

2. 恰当地获取和分享疫情信息

当今互联网高度发展，信息的传播进入自媒体时代，人们可以非常便捷地获取疫情的相关资讯，但信息海洋中有一些不恰当、不理智、不准确的信息和无中生有的谣言。人们在接收这些错误、负面的信息之后，心情容易受到影响，产生心理恐慌，影响正常的工作和生活。此外，即使是权威的疫情数据，在焦虑和担忧之时频繁地浏览，不仅不能缓解反而会进一步加重焦虑紧张。另一方面，在工作场所，信息的传播更依赖于人际传播渠道，在这样的条件下，个人的情绪容易感染他人，特别是在医疗知识相对缺乏且日常关系较为亲密的团体中，被动接受信息的个人更容易丧失独立的思考，出现“从众”行为。

因此，如何在复工时恰当地获取和分享疫情信息，是复工人员的“必修课”之一。我们应该选择权威的官方信息作为主要信息来源，减少对不可靠的、真假难辨的信息的阅览和传播。阅读和接收他人传播的信息时，保持独立思考，切勿人云亦云。与此同时，在工作过程中，应注意尽量避免过多接触疫情信息，即使对于权威的疫情数据，也不必过于频繁地浏览，要确保注意力集中在工作上。正如心理专家指出的那样，了解事实的目的是更好地保护自己和家人，而不是将其变为恐慌。

3. 积极调整认知偏差

在疫情期间复工，人们有可能会因为疫情带来的各种心理压力而出现认知的偏差。比如，陷入全或无、非黑即白的思维，只能从单一的角度对很多事情进行判断或评价，且常常得到负性的结果，即“灾难性的推想”；还可能出现以偏概全的思维，即把孤立事件可能产生的影响过分地夸大，或是对积极的事物视而不见，将有意义的、正面的事件所产生的价值过度轻视；此外，还有的复工者可能出现情绪化的推理，对大多数事情的判断仅依赖自己的直觉，忽略客观的事实。这个时候，我们可以尝试采用苏格拉底式自问自答的方式，来觉察自己是否存在认知偏差，比如，我们可以问问自己：（某件事情）确切的意思是什么？对这个问题还有没有其他的可能或者结果？这件事的理由是否充分？能否从另一个角度看待这个问题？这个问题对自己意味着什么？类似的方式，可以让我们的认知更灵活、更实际，帮助自己调整认知偏差。

4. 避免消极应对方式

有科学研究表明，无论是个体在面对长期应激的情况下，还是群体在经历重大灾难事件的过程中，都容易出现成瘾物质的不良使用或其他成瘾行为。特别是在目前疫情尚未完全结束的复工阶段，复工者千万不要用一些不健康的方式（例如喝酒、吸烟、暴食、过度玩游戏、不规律的作息等）应对内心的焦虑和恐惧，要坚持科学理性、冷静沉着，保持或借此机会培养健康积极的生活习惯或爱好。

5. 学习利用心理学技巧或技术应对压力

在复工期间，遇到压力或紧张不安时，我们还可以临时借助一些心理学的小技巧帮助自己应对压力，例如在上班前或下班后利用一小段时间进行渐进性的放松训练，帮助自己放松。渐进性的放松训练属于心理治疗中行为学疗法的一种，具体操作上，可以自主采取舒适的体位，从头到脚循序渐进地逐一对各部分肌肉进行收缩和放松的交替训练，同时配合深呼吸，注意体验肌肉紧张和放松的感觉，如此反复多遍，每次时间为数分钟到半小时。除放松训练外，也可以在每天工作前进行10～15分钟的冥想训练。科学研究已经证实，冥想不仅可以缓解压力，改善情绪，还能提高工作的效率，因此也是适合复工人员采用的技术之一。

6. 学会获取外部支持

来自家人、同事、朋友的理解和支持，也称社会支持，是我们在应对应激过程中可利用的重要的家庭、社会资源，能帮助我们战胜各种心理危机。在疫情复工期间，面对内心的焦虑和担忧，我们可以尝试通过与家人、朋友、同事聊天，积极地寻求来自外部的心理支持。与他们共同讨论内心的不安以及困扰自己的情绪（而不是讨论疫情），用善意的提醒与安慰来代替指责和埋怨，逐渐接纳自己合理的情绪反应，调整不恰当的认知，缓解过分的紧张和担忧。

此外，疫情期间，各地也陆续开通了许多专业心理咨询及危机干预的网络服务平台或热线电话，如果我们在面对心理困惑时难以自我调适，也可以选择寻求专业心理咨询人员的帮助。

（二）异常情绪和状态的识别、处理

如果在复工期间，负面情绪比较强，出现恐惧、焦虑、身体不舒服、失眠、心悸、食欲明显下降等症状，持续时间较长（通常在一个星期以上，且一天之内

的大部分时间都会持续存在），日常的生活和工作明显因此受到影响，且难以通过自我调节缓解时，那么复工人员需要及时寻求精神科专业医生（注意不是心理咨询师）的指导与帮助。通常在重大灾难期间或结束之后一段时间，人们受到灾难的直接影响，或因为生活、工作环境的重大改变，罹患抑郁症、焦虑症、创伤后应激障碍、适应障碍的概率会有所上升，可能需要服用相关药物或接受专门、系统的心理治疗才能缓解。这时切勿讳疾忌医，越早接受医学介入，就越能明显改善预后，治疗效果更为显著，所需的治疗时间也更短。

（沈屹东）

第十八章

心理疾病患者的不平静

——疫情对心理疾病患者的影响及其心理疏导

精神疾病是一类复杂的大脑疾病，除少数是明确的大脑实质性损伤所致的精神障碍外，大部分精神疾病的发病机制还不是很清楚。现有的研究提示，精神疾病的发生、发展可能与遗传、脑神经回路的异常等有关，同时还受到社会、心理等多种因素的影响，是生物——心理——社会交互作用的结果。

2019年底一场突如其来的传染病——新冠肺炎，不仅给大家带来了各种生活、工作的不便，也可能会对精神心理疾病人群的心理产生不同程度的影响，特别是给焦虑症、抑郁症等情感性疾病患者带来困扰。本章将重点阐述疫情对几种常见精神心理疾病可能带来的影响及其心理疏导。

一、疫情对焦虑性障碍患者的心理影响及其疏导

某女性，35岁，两年前因担心、紧张、失眠到医院精神科就诊，医生发现患者的焦虑个性、焦虑情绪已达到焦虑症的诊断指标，给予抗焦虑药物治疗。

患者近两年来一直坚持服药，病情稳定。2020年初因新冠肺炎疫情的降临，人们开始非常关注相关的报道，看到相关数据时越看越紧张，虽然没有相关接触史，也没有发热、呼吸困难等症状，但是有时不经意咳嗽一下，就会加重紧张，认为自己被感染了。经过精神科医生予以心理辅导后，患者焦虑、紧张的情绪得到了明显的改善。

（一）疾病概述

焦虑性障碍是指在没有脑实质性疾病或其他精神疾病的情况下，以精神和躯体的焦虑症状为主要特点的一组精神心理疾病。该病以紧张、担忧和畏惧的内心体验，回避的行为反应，注意力不集中、记忆力下降和各种相关的生理反应等为特点。焦虑性障碍是所有精神障碍中最为普遍的疾病之一，给患者及其家庭造成不同程度的功能损害和痛苦。患者在遇到突发应激事件时更加容易产生情绪的波动，但焦虑性障碍患者在得到及时、有效的治疗后通常能获得症状的显著改善和社会功能的良好恢复。特别是因疫情而导致病情波动的患者，及时通过精神心理专科医生的心理干预、辅导，学会正确的心理调整方法，能对病情的恢复起到非常重要的作用。

（二）疫情对焦虑性障碍患者的影响

焦虑性障碍患者大多本身具有敏感的性格特征，当看到新冠肺炎疫情的相关报道时，可能会感到非常恐怖。特别是早期随着疫情的蔓延，全国感染病例逐渐上升，可能会让焦虑症状控制良好的患者出现病情波动，由此感到坐卧不安、心慌胸闷，有时甚至会莫名出冷汗、心烦气躁、容易发脾气，还会不由自主地担心自己或家人已经被感染了。他们时常会不自觉地上网搜索关于新冠病毒感染的症状的各种资料，并一一对号入座，出门时反复检查自己是否已经佩戴好口罩，纠结需不需要戴两层口罩，要不要紧急配置各种防护设备、消毒液等。如此种种表现，都在提示其焦虑情绪有波动或过度了。

（三）如何有效应对过度的焦虑情绪

1. 焦虑一般都源于对周围环境的失控感

新型冠状病毒突然来袭，面对这种未知的而且具有极高传染性的病毒，不光是焦虑症患者，所有人都是没有做好准备的，或多或少会感到担忧、紧张。病毒的蔓延让我们的生活失去了以往的秩序，疫情期间，人们外出活动明显减少，有的甚至一直在家隔离。我们担忧病毒可能对自己及身边的人造成严重的危害，心里没有了安全感。上述原因，都有可能促使焦虑情绪的波动或加重。面对种种困扰，医生建议如下：

虽然因疫情减少了外出活动，但需要保持正常的生活作息，如按时起床、就寝，按时进餐，安排好每天的生活；在家要进行适量的运动，如练瑜伽、打太极、原地跑步、做体操运动等。

2. 通过正确的途径了解疫情的变化和疾病特点，不信谣、不传谣

从权威官方途径，如《人民日报》、央视新闻等官方媒体，国家或地方卫生健康委员会等处了解新型冠状病毒的特点和疫情的进展；不私下打探所谓的真实情况；要相信党和政府，相信通过全国人民齐心协力的奋斗，一定能够战胜疫情。

3. 学习官方发布的防范规范，做好自身防护

正确戴口罩，勤洗手，尽量避免到人群密集的地方，保持室内通风换气，不随地吐痰，等等。

4. 通过适当转移注意力，减轻焦虑情绪，每天安排适宜的娱乐活动

可在家看看电视、电影、小说，听听轻快的音乐等。感觉心情压抑的时候，可以多和亲友进行音频或视频通话，聊一些开心、愉快的事情。

5. 学习并坚持呼吸练习放松

特别是晚上入睡前，进行腹式呼吸练习可以很好地改善睡眠；每天早晨醒来尚未起床前进行呼吸练习，也可减轻焦虑。其要点：平卧，闭眼，把一只手放在自己的腹部，将注意力集中在自己的肚脐眼周围，吸气时腹部鼓起，呼气时腹部回落，每次练习10～15分钟。具体可参照本书第二十六章。

总之，如果病情出现了波动，也无须害怕，在原有治疗方案的基础上，只要做好防范，加强自我调适，就可以较好地应对。如果自我调适依旧无法解决，出现明显的病情加重，如高度紧张、失眠等情况，可以在网上寻求专业的精神科医生的帮助，必要时应去医院就诊。

二、疫情对抑郁障碍患者的心理影响及其疏导

某男性，38岁，因情绪低落、兴趣下降，于2020年2月前往医院精神科就诊，经查存在明显的抑郁情绪，并已达到抑郁症的诊断指标。给予抗抑郁药物治疗20天后，病情有明显好转，但近来患者因持续关注新冠肺炎的相关报道，想到新增病例持续增加以及疾病可能导致严重后果时，就会感到悲观消极，也不想运动，打不起精神。

（一）疾病概述

抑郁障碍是以情绪或心境低落为主要表现的一组疾病的总称，常会反复发作。目前，抑郁障碍的病因及发病机制尚不完全清楚，可能涉及生物、心理与环境等诸多因素。抑郁障碍临床症状十分丰富，情绪低落是其核心症状。轻度抑郁

患者会闷闷不乐，缺乏愉快感，兴趣缺失，做事没有干劲，常诉说“高兴不起来”。在思维内容方面，抑郁障碍患者往往感觉思维受抑制，常主诉“脑子转不动”“想起问题来很吃力”等；在思维速度方面，则主要表现为反应迟钝，感觉“脑子好像是生了锈的机器”或“脑子像涂了一层糨糊一样”。此外，抑郁障碍患者自我评价过低，觉得自己无能力、无作为、无价值，并认为凡事都对自己不利，自己是最不幸的人，不会有好事降临。消极悲观及自责自罪可引起绝望感，使患者觉得“生活没有兴趣、没有希望”“结束自己的生命是一种解脱”或“自己活在世上是多余的”，从而促使其自杀意念发展为自杀行为，这也是抑郁障碍最危险的症状。

（二）疫情对抑郁障碍患者的影响

抑郁障碍患者经常会关注周围的负性事件，易被“不开心”的事物所吸引，而往往忽视积极乐观的事情。当看到感染病例数量逐渐上升，疫情对生活造成不同程度的影响，特别是看到死亡病例数不断增加时，患者可能会感到悲观绝望，失去生活信心，还会不由自主地担心自己已经被感染了。由于自己紧张不安，又为经常跟家人说些不开心的事情而感到自责，感觉连累他人，越发没有价值感，甚至出现轻生念头等。这些情况都在提示我们存在明显的抑郁症状。

（三）如何有效应对抑郁情绪

认知心理学家认为，自我判断、自我扭曲、自我否定或自我挫败等观念是导致抑郁障碍的根本原因。抑郁常由应激事件引发，对于有易感性人格或思维模式的人尤为如此。新冠病毒突然来袭，让我们的生活失去了以往的秩序。疫情期间，人们外出活动明显减少，有的人甚至一直在家隔离，加上对新冠病毒所知甚少以及对其可能造成严重危害的担忧，心里失去了安全感，便容易联想到悲观消极的事情。上述原因，都有可能促使抑郁情绪的反复或加重。

面对此类情况，医生建议如下：

尽管疫情给我们的生活带来了不便，如外出减少等，但我们在家期间需保持正常的生活作息，如按时起床、就寝，按时进餐，注意饮食营养等；在家可进行适量的运动，如练瑜伽、打太极、原地跑步等。

平时多鼓励自己，想想自己的优点，多关注身边积极的事情和拥有的美好东西。当不由自主地联想到负性事件时，可以尝试进行“苏格拉底的对话”，其要点：我是否一定要这样想？我还可以怎么想？既然有比较好的想法，为什么不那样想？

通过正确的途径了解疫情的变化和疾病的特点，不信谣、不传谣，对疫情控制要有信心。学习官方发布的防范规范，做好自身防护，如正确戴口罩，勤洗手，尽量避免到人群密集的地方，保持室内通风换气，不随地吐痰等。

通过适当转移注意力，避免过度压抑，每天安排适宜的娱乐活动，听一些积极向上的音乐。增强自身的信心，通过与亲朋好友聊天等多种方式进行自我调节，找到配合常规治疗和保持良好社会功能的平衡点。

如果出现了病情的波动，在原有治疗方案的基础上，做好防范，加强自我调适，病情可得到适当的缓解。如果自我调适依旧无法解决，出现明显的病情加重，特别是出现“感觉活得没意思”等悲观消极的想法，甚至萌生自残自杀的念头时，请及时在网上寻求专业的精神科医生的帮助，必要时到医院就诊。

三、疫情对躯体形式障碍患者的心理影响及其疏导

周某，女性，53岁，近半年来感觉左下腹胀痛，四处求医，医院检查发

现有个小的直肠息肉。根据情况，外科医生建议暂不做手术，可保守治疗，但效果不佳，并且患者感觉症状越来越严重，怀疑息肉是恶性肿瘤，强烈要求手术治疗。经手术切除息肉后，病理检查提示良性，当时症状有所减轻，但半月后患者又渐渐出现腹胀感，时常感觉胸闷、嗳气，有时感觉有一股气在肚子里来回乱窜。患者开始怀疑手术未做干净，怀疑当地医院医生的水平，认为设备也不是最好的，随后跑到上海、长沙等地的大医院多次进行检查。医生告诉患者检查结果显示一切正常，患者仍然四处求治，花费不菲。患者后经人介绍来精神科求治，虽然她不认为自己有精神疾病，但经过服用抗抑郁、抗焦虑药物后，症状有明显好转。

（一）疾病概述

躯体形式障碍是一种以持久地担心或相信各种躯体症状的优势观念为特征的精神障碍。患者因这些躯体不适症状而反复就医，即使各种医学检查显示都是正常的结果，或者医生反复解释，均不能打消患者的疑虑。有些患者可能确实存在某种躯体疾病，但其严重程度也远远不足以解释患者感受到的痛苦和焦虑。尽管患者症状的发生、发展与负性生活事件、艰难处境或心理冲突密切相关，但患者常常否认心理因素的存在。

许多研究发现，躯体形式障碍患者多具有“神经质”的个性，其特点为敏感、多疑、固执、过度关注躯体不适的症状和自身的健康状况。由于过分关注自身的感受和健康，导致感觉阈值降低，躯体感觉的敏感性增加，因此，他们更容易感觉到各种躯体症状。

（二）疫情对躯体形式障碍患者的影响

因个体的心理特点存在差异，每个人对新冠肺炎疫情的感受有所不同。通过相关报道等途径对新冠肺炎症状有了初步了解后，有的人总怀疑自己感染了新冠病毒，躯体形式障碍患者就更是如此，往往会与其相关症状一一对应，出现各种身体不适，如咽喉疼痛、偶尔咳嗽、头痛、头晕、疲乏无力、心跳加快、胸闷气急等。于是他们就会反复测量体温，发现体温正常，紧张情绪会稍有缓解，但是想到有些感染新冠病毒的人体温并不高，便感觉咽喉似乎更加疼痛了，头更晕了，呼吸也更不顺畅了，更加怀疑自己感染了新冠病毒。有时他们会越想越痛苦，于是就直接到医院就诊。上面描述的情况，极有可能不是感染了新冠病毒，而是面对新冠病毒出现的躯体化反应。

（三）如何有效应对躯体化反应

正确认识新冠肺炎，注意区分新冠肺炎症状与躯体化症状，避免过度焦虑。躯体化反应通常是出现单个部位或系统的身体不适，比如仅出现咽喉疼痛、头痛头晕、疲乏无力、胸闷憋气中的某一个症状，并且该症状大多为间断性地发作，例如当对身体不适的关注度下降或心情愉悦时，这些躯体化反应的身体不适会减轻，甚至消失。此外，躯体化反应产生的身体不适持续时间比较短暂，而感染病毒后的身体不适症状通常持续时间长，而且会有加重的趋势。

接受躯体不适的感觉，认清自己只是害怕、担忧被新冠病毒感染。用自己能接受的方式合理地表达不良情绪，比如采取倾诉、画画、写日记、拨打心理热线等方式。

积极调整情绪，发现自己的不良情绪并合理表达后，还可以积极地管理这些不良情绪。比如，理性思考自己不良情绪的来源，改变自己的错误认知，当不由自主地联想到不良事件时同样可以尝试进行“苏格拉底的对话”。

寻找社会支持，转移注意力。多跟家人及好友交流，向他人寻求帮助，共渡难关；自己也行动起来，多做一些自己感兴趣的、有意义的或者令自己愉快的事情（如锻炼、听音乐、看书等），让自己开心起来。

当然，如果这些身体不适反复出现，时好时坏，甚至已经干扰到正常的生活，请及时到网上寻求专业的精神科医生的帮助，必要时到医院就诊。

四、疫情对强迫症患者的心理影响及其疏导

张某，男，31岁，一年前因反复洗手、反复检查等行为表现在某综合医院精神科门诊就诊。确诊为强迫障碍后，张某被予以药物治疗，病情缓解，反复洗手、检查的行为较前有所减轻。此次因为新冠肺炎疫情，其病情出现了波动。患者每次出门都会觉得口罩没有戴好，反复检查，为保险起见戴了3层口罩。洗手的次数也增多了，患者总觉得手上有病毒，担心被感染，虽自觉没有必要，但是控制不住，因而感到痛苦，经网络咨询精神科医生后，感觉痛苦情绪明显缓解。

（一）疾病概述

强迫症是以强迫观念、强迫冲动或强迫行为等强迫症状为主要表现的精神障碍疾病。患者明知这些想法、行为或者动作不合理、没必要，但就是无法控制，因而感到焦虑、忧伤。强迫症患者常常具有易感体质，而环境因素特别是其成长的环境对起病及疾病的演变过程有很大的影响。强迫症患者往往有过分的责任心和完美主义思想。在受到环境刺激或应激的情况下，攻击性的冲动会不断地突破这种防御，导致强迫性思维的出现，如极度地担心自己会受到伤害或对他人造成伤害而反复地检查确认，重复某种行为等。

（二）疫情对强迫症患者的影响

根据对新冠病毒的初步认识，我们了解到这种病毒不能受热，能被酒精杀死

但是存在较强的传染性，主要是通过呼吸道飞沫和密切接触传播，所以，在我们的日常预防中，专家一致强调要勤洗手，保持手卫生。正确洗手方法：按“七步法”用肥皂和清水（流水）洗手， 浓度75%的酒精免洗洗手液可以作为无肥皂和清水（流水）洗手时的替代方案。

由于疫情蔓延，有些人担忧不已，特别是敏感或完美主义人格特征者，会存在空气中到处都是病毒，外出回来感觉全身都沾满了病毒的错觉，因此尤其关注卫生状况，进而出现一些强迫性的行为，具体表现：洗手严格按照“七步法”，一旦哪个步骤没有做到位，就要从第一步重新开始。有的人不但特别注重洗手步骤，还会注重洗手时间，每次洗手长达半小时甚至更长时间，总感觉没有洗干净，甚至把手洗破皮肤。严重者甚至不敢开窗通风，认为周围的物品都会被病毒污染；每天不停地洗手，触碰了任何物品，无论屋里屋外的，都会赶紧洗手；一进家门就将衣物从外到里全部换掉，进了卧室，就再更换一次；每天洗澡时间延长，不放过每一处皮肤，有时可长达数小时；外出时反复检查口罩有没有戴好，将自己从头到脚包裹得严严实实；等等。

（三）如何有效应对强迫障碍

接受自己的强迫行为，不需过于紧张。虽然我们在反复清洗、反复更换、反复检查，并且自己也清楚完全没有必要，但就是没法控制，令人不悦的是，当尽力克制自己不这么做时，这种行为就越厉害，让人感到痛苦不堪。因此，还不如接纳甚至悦纳自己的强迫行为，特别是对生活影响不大时，要学会与强迫行为和平共处。

适当的过度反应是允许的。在出现广泛性传染病疫情的情况下，担心被感染是正常的思维模式，过度反应从某种意义上来说，是一种自我保护机制，如出门时多检查口罩的严实性，的确可减少被病毒感染的风险。

通过正确途径了解新冠病毒，理性评估被病毒感染的风险。追求完美主义者，特别是强迫症患者往往擅长思考，会不断地在脑子里反复思考，认为空气中都飘着病毒、病毒传染性强等，进而失去理性思考的能力，从而做出一些过度的强迫行为。我们要学会以正规的防护规范为准绳，在适当的情况下慢慢减少自己的强迫性行为。

积极调整情绪，发现自己的不良情绪并合理表达后，还可以积极地管理这些不良情绪，如当不由自主地联想到不良事件时可以尝试进行之前所述的“苏格拉底的对话”。

（黄小军）

第十九章

天堂的亲友还好吗？

——痛失亲友者的心理及其疏导

“我多想陪伴在她身边，可是再没有这个机会了……我真的很难接受这个现实，心里空荡荡的。我现在在方舱医院，每当夜深人静的时候，做梦都会梦到她，梦到她对我说：‘我好想你啊！我离不开你啊！我在那边过得好苦啊……’我觉得自己好对不住她，这么多年我们都一起过来了，我真的没想到这个新冠病毒把她夺走了……我真的觉得很遗憾，心里那道坎很难迈过去。我和她相伴这么多年，一想到回到家就是空荡荡的，就自己一个人，心里真的就过不去！每天头脑里都有她的影子，心里也装着她，想她的时候就拿出她以前的照片看，越看越思念她……”

这是一名在疫情中丧失伴侣的病人，在自己尚需治疗的时候承受着丧偶之痛，这种痛彻心扉的感觉几乎让他难以忍受。他只是此次疫情中众多丧亲者之一，每一位病人的离去都意味着一个家庭的残缺，这份悲伤浓缩在失去亲人的人们心里，平时压抑着，在夜深人静的时候，在满脸泪水中才能看清楚自己心里的眷恋和不舍、痛苦和无奈！面对痛苦不堪的人们，面对生命的消逝，我们只有默默地陪伴和哀悼。

一、什么是哀伤

哀伤是指个人在失去所爱或所依恋的对象（主要指亲人）时所面临的境况，包括悲伤与哀悼两种反应。哀伤作为一种情感反应，分为正常哀伤反应和延长哀伤障碍：正常哀伤反应是一种正常现象，随着时间的流逝哀伤逐渐减弱；延长哀伤障碍又称复杂哀伤，是指在失去亲人6个月后出现强烈的、持久的哀伤，对个体生理、心理和社会功能等方面产生不利影响，是一种病理现象。

二、正常和异常的哀伤反应

我们把失去亲人的这种反应称为哀伤反应。处于哀伤当中，首先感觉上有悲哀、愤怒、内疚与自责、焦虑、孤独感、疲倦、无助感、惊吓、苦苦思恋等正常情感，甚至有时候会出现解脱感、轻松、麻木这些看似不正常的情感，实际上也是正常现象。其中有两种情感需要格外关注，一种是内疚与自责，另一种是愤怒：内疚和自责是丧亲者常有的感受，他们常常因为自己对逝者不够好，先前有过对不起逝者的经历，或是没能阻止悲剧的发生等而感到内疚；而愤怒一般来源于丧失亲人后产生的被抛弃、被遗弃感，无助感和认为都是自己不好这样的感觉。这些情感产生的愤怒，会导致一定的攻击行为，要么向外攻击他人（包括逝去的人），要么向内攻击自己（抑郁）。

另外，还有认知上的悲伤反应：不相信、困惑、沉浸于对逝者的思念、感觉逝者依然存在、出现幻觉等；行为上的哀伤反应：失眠、食欲障碍、心不在焉、社会退缩、梦见失去的亲人、避免谈论失去的亲人、寻求与呼唤、叹息和坐立不安、哭泣、旧地重游和珍藏遗物等；还可能有些生理反应：发抖或者颤抖、肌肉无力、反胃以及进食困难、口舌干燥等。这些都属于正常的哀伤反应，没有必要克制和压抑，正确的做法是发泄和疏导。

虽然大多数人都可依靠自身资源和社会支持度过急性哀伤反应期，但是，少数人却无法顺利度过，尤其是一些高风险状况的丧亲者。在此次残酷的疫情中，亲人的离去对于这些人而言是突发的、没有预期的、毫无心理准备的，在亲人临终阶段无法陪伴，甚至可能连亲人最后一眼都没有看到，连简单的告别都没有进行，更无法举办丧葬仪式，他们度过哀伤过程的困难性大大增加，最终可能出现病理性哀伤反应。根据这次疫情的特点，丧亲者可能会经历情绪上的愤怒、震惊、否认、麻木、抑郁、自责、后悔、内疚、无奈、无力、无助，生理上的睡眠失调、食欲不振等强烈的反应，丧亲者的哀伤可能还会表现为对外界的愤怒、对他人的责备。由于这次疫情的持续性，丧亲者在失去亲人后还要继续与新冠病毒做斗争，仍然需要保持在应激状态下，可能出现情感麻木、不真实的感受，以便应对持续的压力。经历病理性哀伤的丧亲者，其生活、社交、工作、学习等各项功能都将受到明显的影响，需要得到系统专业的哀伤咨询或治疗。

三、哀伤反应的五个阶段

生命死亡的过程不可逆转，亲人的逝去无法挽回。丧亲者还要继续面对自己的哀伤反应，一般会经历五个阶段，根据不同人的具体情况也可能有所不同：

（1）对丧亲的否认——“这不会发生在我身上。”“我不可能会碰上这样的事。”患者与家属间通常存在长期稳定的亲密关系，比如说，疫情突如其来，重症患者病情恶化较快，其家属可能因缺乏准备而感到震惊和难以接受，加上对亲密关系的结束也没有心理准备，因此在亲人逝世之初，家属可能不相信亲人真的离去了，不愿放弃抢救，仿佛死亡从未发生，其后可能会持续关注逝者的命运，相信逝者可以重回自己身边，坚持等待好消息的降临，并反复核实网络上的消息。

（2）愤怒 —“这太不公平！”“为什么是我？”生命的逝去带给生者的挫折感和悲痛感容易被生者向外界投射，试图找到“替罪羊”来为此负责，有时这只“替罪羊”是他人或某一社会事件，有时还可能是哀伤者本人。疫情中的哀伤者对未来的生活本能地抱有期待，同时又担心疫情再次影响到自己的生活，因此感到不安全和无能为力，此时他们的愤怒、责怪也是正常的。

（3）讨价还价——“如果我当时做了什么，或许结果就不一样。”在密集的悲伤和强烈的丧失感影响下，哀伤者知道逝者再也回不来了，同时又摇摆不定，想要与失去的那一方做“交易”，试图采取一些措施来弥补自己生命中缺失的部分，甚至许愿、祈祷他们回来，以减少丧失感对自身的冲击。

（4）抑郁——哀伤中的人们在做了诸多努力后，发现无法改变生命逝去的事实，开始出现强烈的无助感、沮丧感、绝望感，觉得“失去了对方，周围的一切都没有意义了”，甚至想自杀。在这种状态下，个人可能会变得沉默，拒绝任何人的靠近，尝试独自面对丧失。

（5）接受——开始接受失去亲人的现实，接纳丧失为人生的一部分，准备开始新的生活，情绪和状态逐渐恢复平静，并努力找到丧失的积极意义，实现自身生命的升华与成长。

通过对哀伤过程的了解，我们可以更清楚地看待这个过程。鼓励丧亲者表达内心的哀伤和脆弱，而非一味追求表面的坚强，只有充分经历哀悼的过程，才会真正走向治愈之道！

四、哀伤者的自我疗愈

哀伤是一个体验丧失的过程，同时也是一个疗愈的过程。你可以接纳它，体验它，转化它，同时也应带着感恩与希望继续前行。

（一）接受生命的丧失，为爱按下暂停键

疫情导致的丧失对人们而言来得太过突然，好比一辆承载着无数人爱与希望的生命列车，正开在春天的路上，不料却突然遭遇车祸，不得不戛然而止。这种情况下，首先，要确认丧失的真实性，虽然在情绪濒临崩溃时面对现实有点困难；其次，在合理的时间和可承受的限度内，要允许正常哀伤反应的存在，允许自己在哀伤中待一段时间，给我们与逝者的生命联结按下暂停键。生命不能永恒，这意味着爱也会发生变化，这一段专属的时间，可以用来感受生命逝去带来的痛苦，重新思考生命的离开、关系的断裂、情感与依恋的丧失等，这是我们更好地完成哀伤恢复任务的必由之路。

需要注意的是，尽量不要在哀伤过程中做重大决定，以免在情绪影响之下做出不理性、有偏差的决策。做好心理准备，以面对哀伤过程中的重要节日，因为团聚和欢庆的节日往往容易勾起人们的哀伤感受。如果还没有从哀伤中走出来，可能需要避免触景伤情；如果心理已经能承受哀伤，则可以重拾节日的庆祝，帮助生活尽快步入正轨。而纪念和追思的节日则是人们处理哀伤的重要时机，可以按照风俗习惯纪念逝者，以缓冲情绪，抚慰心灵。

（二）表达哀伤的情绪，为爱写下代码

1. 倾诉哀伤

这是人类最本能的交流之一，哀伤中我们需要“四道”，即道歉、道爱、

道谢、道别。疫情下我们因面对共同的生存危机，更容易产生共情，这使我们容易受外界的影响而感受哀伤，但另一方面，这也使我们有了共同的内心体验而得以互相倾诉。如果可以，通过适当的方式，回忆与逝者在一起的时光，并向逝者表达爱与感激，感谢逝者生前给予我们的美好回忆，告诉逝者我们爱的思念、我们的不舍之情，并向远在天堂的逝者致以美好的祝福。如果对逝者的离去留有遗憾，那么可以向逝者道歉，请求逝者的原谅，并在这个过程里正视与宽恕自己。毕竟在疫情这种全球性灾难中，没有人是万能的。如果可能的话，也可以试着和逝者告别，人生常伴，终须一别，死者安乐，生者释怀！如果有人愿意听你说话，请向他倾诉你的哀伤。

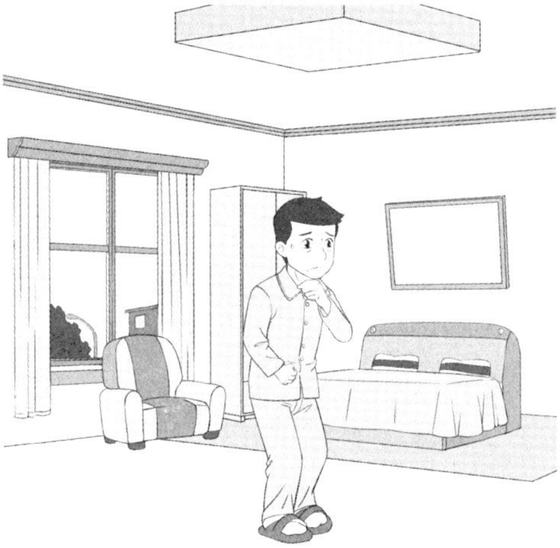

失去亲人的哀伤

2. 抒写哀伤

中国人历来喜欢用瑰丽的诗篇来表达哀伤之情，如苏东坡的“十年生死两茫茫，不思量，自难忘”等。在没人陪伴与倾听的孤独时刻，你可能不会写诗，但这不妨碍用日记或信件的形式写下生命的真实体验。比如，你可以按照以下步骤给逝者写一封信：

① 我欣赏和感激（感恩）你……（关于逝者或失去者）

② 我想让你知道……（关于现在我自己和我的生活）

③ 我道歉……（关于我的懊悔、内疚与自责），同时请接纳我的有限……

④ 我很遗憾我……（逝者离世前我想做而未能做到的），同时我接纳自己的有限与不能……

⑤ 请原谅我/同时我原谅你，因为……（彼此宽恕、原谅，关于逝者或失去者的）

⑥ 道别，释放自由，再见！（祝福，自我负责，彼此放手，释放自由，决定过新的生活）

写完后，带着真情实感诵读它，然后保存或在有纪念意义的日子里烧给逝去的亲人。这个方法需要在一个人独处时或有密切关系之人的陪伴下进行。在书写过程中，可以任由自己的情感流淌，不需要阻断它，而且可以在不同时期进行多次，直到自己再次面对丧失者或丧失事件时，内心可以处于较为平静的状态。

3. 描绘哀伤

还可以运用绘画的方式，将伤心之情付诸纸笔，色彩和图形本身更容易表达和宣泄情绪，而一些温暖、明亮的颜色则容易激发我们内心深处的爱与生机。不用在意绘画的技术如何，就像涂鸦一样，你可以随心所欲地表达，只要全身心投入其中就好，注意这一过程中自己的情绪和感受。

（三）与逝者保持持续性的联结，让爱延续

在哀伤的适应过程中，尤其是对突然和创伤性的死亡的应对中，丧亲者往往难以切断与逝者的联系，顺利接受死亡的现实，开始新的生活。事实上，在这个适应的过程中，与逝者保持持续性的联结是当事人寻求安慰和理解丧失，接受亲人的逝去并且逐步从中构建出新的意义的重要载体。通过这种方式，我们的爱得以延续，哀伤得以缓冲。这既是对逝者的告慰，也是对生者的安抚和激励。

1. 体会梦境的意义

有人可能会在重大的哀伤状态下，通过梦境的形式看见或听见逝者，与逝者保持联结。正视这些梦境，或者和信任的人讨论有关逝者的梦，可以帮助人们觉察失落和宣泄哀伤情绪。

2. 整理与保留遗物

遗物是生命留给这个世界最后的痕迹。在不影响哀伤恢复的前提下，我们可以保留和珍藏逝者的遗物。遗物可能会在某些情境下，激发生者积极的生命力量，但如果保留遗物使你长时间深陷悲伤，那么也可以根据情况做出其他的处理。

（四）向逝者告别，给爱复盘的空间

以适当的方式及时向逝者告别，从生活上给生与死划定界限，从情感上却是在给生者的内心留出更多空间，以便在今后的日子里，能够有力量在纪念逝者的同时，照料好活着的人们。

1. 告别练习

在自己面前摆一把椅子，想象逝者微笑着坐在你对面，在向你挥手告别，准备慢慢远走。逝者可能对你说什么？会向你表达怎样的情感？会给你怎样的嘱托？你想对逝者说什么？把这些交流的结果记下来，也可以把这些话分享给你愿意分享的其他人。

2. 纪念仪式

中国传统民俗中的许多纪念形式，对处于哀伤中的人们有重要的心理意义，主要是在特定的时空情境下，通过仪式提示哀伤者接纳事实和宣泄情绪，提示哀伤者完成与逝者的分离；通过亲朋聚会与陪伴帮助哀伤者重新获得社会支持等。

在防控疫情的非常时期，可以尝试通过网络纪念等形式来实现纪念的功能，也可以因地制宜地创造一个你认为合适的告别仪式，告别逝去的亲人，也告别悲

痛中的自己。

告别，是在维护逝者最后的尊严，也能帮助我们尽快接受有人离去这一事实。尝试整理情绪，给丧失事件划一个界限，并逐渐将关注点转向生活。

相信每一个逝去的生命，都带着对我们未尽的爱，真诚地希望疫情幸存者们更好地生活。而活着的人们，完成逝者的遗愿，记住疫情带来的经验，是这个世界对逝去生命最深的珍惜。

（五）重建与成长，为爱重启

1. 寻找社会支持

当逝者离去，有人会接替逝者，将爱继续传递给丧亲者，这传递爱的人，就是社会支持。发掘身边能够利用的资源，寻求社会网络的支持，如向可以信任的人诉说哀伤与痛苦，请关系密切的人暂时帮助照料生活；到亲友中实现情感的关怀与陪伴；接受他人、单位、社会等善意的帮助；利用心理援助热线获得专业支持等。

近期，在国家和政府的倡导下，许多地区和机构开设针对防疫的心理咨询热线，方便哀伤者及时寻求专业帮助。充分有效的社会支持可以帮助哀伤中的个体重新感受人间的温暖，建立更紧密的生命联结，有助于走出哀伤，重新融入社会生活。

2. 重建生命意义

哀伤可以作为丧亲者个人生命成长的历程之一，促使人们在哀伤之后反思过往的痛苦，寻找未来的希望，并努力重建生命的意义。

（1）完成逝者的愿望：如果逝者还有未竟的美好愿望，在力所能及的范围内，可以通过完成这些愿望寄托对逝者的尊重与怀念。同时，完成逝者未竟心愿的过程，亦可帮生者发现自己在哀伤中尚存的力量，支撑其渡过眼前的困境，其使命感会促使生者进一步寻求生命的意义。

（2）带着哀伤前行：如果逝者此刻可以对你说些话，你认为他会对你说什么？你听见他说这些，你的心理感受是怎么样的？你会如何回应他？把这些问题的答案记录下来，用来纪念逝者，也用来支持自己。

（3）给未来的自己写信：整理自己当前的状态，提出对自己未来的期望，写下来，并逐条实践。

（4）逐渐使生活步入正轨：哀伤的过程可能会打乱日常生活，人们需要逐渐调整作息以促使身心康复；重新分配逝者曾经担负的那份责任，不使生活因有人离去而持续紊乱；寻找新的生命意义，并努力活得更加精彩，以尊重逝者曾经的生命光辉。

（5）记住并践行幸存者的使命与责任：疫情之下失去亲人的幸存者们，在经历丧失后，可以尝试将自我生命的存在当作亲人的寄托与庇护，更加珍惜自己的生命，以乐观的心态面对变故，对未来充满信心和希望。

五、复杂性或创伤性哀伤

在灾难或其他创伤事件发生后，可能会有很多因素干扰到正常的哀伤过程，从而增加其变为复杂性或创伤性哀伤的风险。以下是一些复杂性或创伤性哀伤的症状：

（1）对于死亡或损失感到强烈的愤怒；

（2）无法思考所爱的人之外的任何事情；

（3）丝毫不想要提到或论及自己所爱的人；

（4）经历噩梦或侵入性思想；

（5）感到深深的孤独感以及对失去之人的渴望；

（6）感到自己不信任其他人；

（7）感到无法维持日常活动或者履行职责；

（8）感到生活很苦涩并且嫉妒那些没有被哀伤所影响到的人；

（9）无法享受生活或者不记得那些与所爱的人在一起的快乐时光。

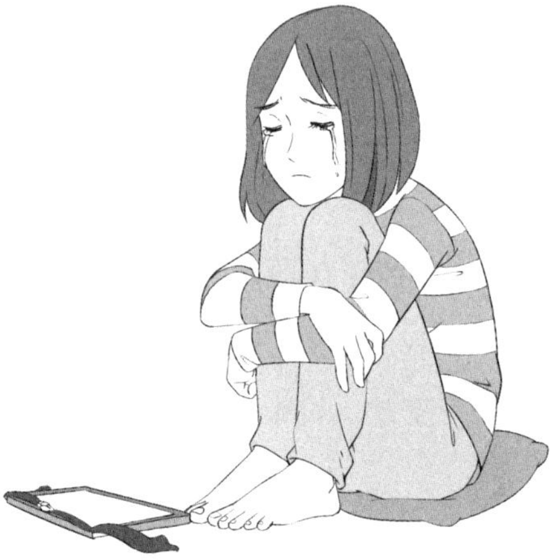

复杂性哀伤

如果你正在经历这些症状，建议你寻求专业医生的帮助，将生活更好地继续下去，走上治愈的过程。

六、疫情下哀伤的反思和建议

此次疫情中，通过对一些哀伤案例的干预，我们真切地感受到丧亲者内心的阴影，那些悲伤和眼泪、内疚与自责不再只是书上的文字，而是一个个鲜活的生命在向我们倾诉。在感受着这份沉重的同时，我们也在不停思考，那些失去多个亲人的家庭，那些未完成的哀悼，疫情过后他们接下来的生活该如何面对和处理。这是对我们社会和心理专业人员提出的挑战，我们只有做好准备，才能帮助他们预防后续的伤害和创伤后应激障碍的发生。

（一）失去多个亲人的复杂性哀伤

相对于单个亲人的丧失，失去多个亲人意味着更大的打击以及更深现实层面的影响，如经济条件的恶化、家庭完整性的破坏、社会支持的减少等，这些都会导致丧亲者的情绪反应更加强烈，尤其是愤怒、抱怨、内疚、自责等负面情绪，甚至可能会过渡为麻木和冷漠。心理专业人员应该做好充分的心理评估，根据哀伤的严重程度，提供及时的强度更高的危机干预，给予他们足够的空间和时间来充分表达。同时也需要支持性的团体为其提供具体的生活照料方面的帮助，直到哀伤者过渡到正常的哀伤反应后重新评估心理状态，再考虑适当降低干预强度。

（二）未完成的哀悼

疫情中的丧亲者无法和亲人见上最后一面，死亡后也无法举行祭奠仪式，连亲人的遗物都难以见到。这种无奈的选择，对于丧亲者来说，一方面对亲人的死亡更加缺乏真实感，不相信亲人离去的事实；另一方面则加重了愧疚感，他们会觉得对不起自己的家人。所以，干预者可以举行一些告别和纪念的仪式，最好能考虑到文化因素的影响，如丧亲者自身的文化认知和当地的文化习俗，帮助其完成哀悼，走出哀伤。

（三）疫情过后的恢复

根据2003年“非典”之后的相关调查，“非典”过后，有30%～50%的患者罹患创伤后应激障碍。此次新冠肺炎疫情死亡人数较多，丧亲者的哀伤干预也将会持续很长一段时间。我们的社会如何构建相应的心理防治体系，是一个值得思考和关注的问题。

2020年3月5日，国家卫生健康委办公厅、民政部办公厅联合发布《关于加强应对新冠肺炎疫情工作中心理援助与社会工作服务的通知》，提出要将心理援助与社会工作服务纳入疫情防控的整体部署，统筹安排。根据各个专业的特点，协调配合提供积极有效的服务，如：志愿者和社工提供生活和现实层面的帮助，在社区建立丧亲者档案，给予一定的社会支持；培训当地的心理志愿者，提供心理支持和疏导；对重点人群主动关注，建议专业的精神心理康复治疗。只有在政府的有力支持下，通过各专业人员的不懈努力，我们才可以将丧亲者的心理损失降到最少。

生有界，爱无涯。记得，就不会消失；纪念，就不会结束。疫情之下，唯有爱，能陪伴我们渡过丧失与哀伤，能帮助我们找到痛苦和愤怒中生命的力量！

以下是针对哀伤的放松冥想法，有助于缓解焦虑，减少失去亲人的无助感：

找一个安静的、可以放松地躺下的地方。

确保在接下来的20分钟，你可以不被打扰。

闭上眼睛，将注意力集中在呼吸上。

想象自己的身体越来越轻盈，不断上升。想象你飘浮在空中，祥和地看到现在的自己。平静地审视自己的面容，也许看起来哀伤，也许看起来平静，看着自己起伏的呼吸，慢慢地、慢慢地，留意自己的感受。

慢慢感觉到自己越飘越高，感受不到身体的沉重和羁绊，感觉自己好像一只自由的鸟，甚至比鸟还自由，俯瞰美丽的大地，感受双翅下的风。

接下来感觉自己如此接近太阳，如此接近温暖的光，融化在一片祥和的光芒之中。

突破了时间和空间的限制，回到人生中任何一个地方、一个时刻。现在你去了哪里？也许你在拥抱逝去的亲人，和他/她轻声道别；也许你与他/她交换了一个会心的眼神。你发现不论过了多久，有一种特别的感觉永远在那里。

你可以停驻在这个时空中，回到任何一个地方、一个时刻，拥抱你想拥抱的人，陪伴你想陪伴的人，无论多久，直到你想要睁开双眼。

现在，你可以做好准备，慢慢从5数到1，每数一下，告诉自己慢慢回到现实，数到1的时候，可以慢慢睁开眼睛，活动活动双手和双脚，回到现实环境中来，面对接下来的生活。

（罗兴伟）

第二十章
危机心理状态的识别与求助

各类创伤事件直接引起的一种暂时失去应对能力和心理失衡的状态被称为危机状态。在疫情下，当人们得知自己或家庭成员被确诊为新冠肺炎后，除了身体上要忍受疾病带来的痛苦，在心理上不仅要承受疾病带来的可能的生命威胁，还要承受被亲人或朋友疏远或歧视的难言痛苦，更要承受在医疗环境的被隔离状态下，难免产生的孤立无援的心理。有些人因至亲感染新冠肺炎离世，在绝望之下，深陷抑郁而无法自拔，甚至产生结束自己生命的心理冲动，出现自杀、自伤行为；有些人则对社会心怀怨恨，甚至做出杀人、伤人等危害他人的行为，造成极大的社会恐慌和不良影响。因此，我们需要尽快对这些危险的心理状态和行为加以识别，并学会积极求助，避免二次伤害或灾难的发生。

危机状态主要包括急性应激反应、抑郁状态、躁狂状态等，可伴有冲动、攻击、伤人、自伤、自杀等行为，属于风险极高的精神科问题，需立即评估、识别，及时处理，处理无效时应转诊精神科专科治疗。

一、急性应激反应

（一）表现

急性应激反应常在受到强烈的精神创伤后的数分钟到数小时间发作，持续时间较短，可以在几天到一周内基本恢复正常，一般在一个月内可完全恢复。其主要表现包括：

1. 意识障碍

可出现定向障碍（不知道具体时间、不认识亲人、不知道所处位置或地点等），注意力狭窄；事后发生遗忘，忘记曾发生的部分情节。

2. 言行紊乱

说话缺乏条理、东拉西扯；动作杂乱、毫无目的；等等。

3. 麻木体验

无法感知内心情感，对周围环境的感知也不真切，甚至麻木不仁、无动于衷。

4. 精神运动性兴奋

可出现发脾气、大声喊叫、哭闹无常、兴奋、与人发生冲突等，情绪反应强烈，内容多与突发的公共卫生事件（如疫情）有关。可伴随失眠、高度警觉、敏感以及来回走动等运动性不安等。

（二）评估与识别

在疫情发生后的各个阶段，都应注意急性应激反应的评估。比如在方舱医院，因环境设施和条件很有限，人员密度大，可能存在新冠肺炎患者出现急性应激反应的风险。评估依据主要有以下要点：

（1）在这场异乎寻常的严重疫情中，或自己被感染，或亲人因感染而危及生命甚至离世。

（2）精神症状的发生与疫情或亲人离世在时间上的关系非常紧密，症状的内容主要与疫情或亲人离世有关。

（3）持续时间一般在一周以内，恢复正常后，一般不留“后遗症”，也不影响日后的生活。

（三）求助

急性应激反应是一类严重的情绪困扰和行为紊乱，是一种自然的心理保护反应。当家属或知情人发现个体出现上述症状，应及时向医生、护士、志愿者或社会工作者求助，并由精神卫生专业人员及时实施干预，必要时进行精神科药物治疗，以合理方式进行心理救助。

二、抑郁状态

（一）表现

1. 情绪低落

表现为一天的大部分时间里心情差、压抑、闷闷不乐、不想说话，对周围事物的兴趣下降，甚至完全丧失兴趣，严重者可产生悲观、绝望心态。

2. 思维被抑制

思考问题时大脑运转速度比平时明显减慢，感到思维迟钝，好像“脑子生了锈似的转不动”，怀疑自己“记忆力变差”；理解力比平时差，要做某一个决定时，显得犹豫不决、左右为难。

3. 出现无望、无助、无能感

觉得人生毫无希望，没有人可以帮助自己；觉得自己一无是处，不配享受现在的生活，不配活在这个世界上等。

4. 行动受抑制

行为减少，不愿出门，行动变慢，严重时躺在床上长时间不动。

5. 其他方面

吃不下，或吃得过多；睡不着，或整日想睡；等等。

（二）评估与识别

1. 评估人员与环境的安全性

首先，应评估求助者所处的环境是否安全。其次，评估参加救援的医务人员是否已经在心理上做好救援的准备，所处的环境是否安全。

2. 评估求助者伤害自己或他人的危险程度

首先，对求助者愿意讨论这些想法表示肯定。其次，询问问题，用直截了当并带着关怀的语气表达出来：在过去的几周里，您是否持续有以下困扰？

（1）做事情没什么兴趣或乐趣。

（2）感觉低落、抑郁或绝望。

（3）想到过自杀，或已尝试过自杀。

如果回答“是”，询问他们是否有计划（以及是否有能够实施的方式）。

如果回答“是”，询问：“您现在有自杀的想法吗？”

如果回答“是”，了解其计划采取的行动，确保求助者的安全；求助者不能单独离开。

3. 与自杀有关的错误说法

事实上，关于自杀这一话题，一些流行的说法是错误的。比如：

（1）讨论自杀会导致求助者的自杀。

（2）威胁着说要自杀的求助者不会真的自杀。

（3）自杀是一种非理性的行为。

（4）自杀的人是疯了。

（5）自杀总是一时冲动。

（6）当一个企图自杀的人退缩了，说明危险就“结束”了。

（7）一旦有自杀倾向就总是有自杀倾向。

（8）一个有自杀倾向的人开始慷慨地分发个人财产，这表示此人情绪有好转或已恢复。

（9）只有有钱人才会自杀。

（10）自杀发生前，没有警示信号。

（11）自杀是一种毫无痛苦的死亡方式。

（三）求助

从求助者的语言、行为中可以寻找到一些求助信号或线索，这些信号或线索通常隐藏着他们想要活下去的愿望。

1. 口头或书面的求助线索

这包括口头言语或书面阐述。例如，直接地阐述“我要自杀”“我不想活了”“我要去死”；间接地阐述“我真的一无是处”“我活着是多余”“我活着毫无价值”“假如有一天，我不在了，还会有人记得我吗？”；等等。

2. 行为线索

正常行为方式的改变，例如，喜欢社交的人变得孤立，购买刀具，出现自残行为、酗酒行为等。

3. 情境线索

过分担忧患病的亲人去世，过分关注人生的重大遭遇，过分关注别人的去世周年纪念等。

4. 综合性线索

这包括多种症状的组合，包括重性精神障碍、抑郁、绝望与孤独感、对生活强烈的不公平体验或愤懑等。

三、躁狂状态

（一）表现

1. 情绪高涨

表现为心情特别开心、兴奋，话多甚至滔滔不绝，感觉整天“乐开了花”。

2. 思维联想快

感觉思考速度明显加快，“脑子变得非常聪明”“好点子一个个接二连三地冒出来”，思维与说话不同步，严重时说话变得“语无伦次”，有过多的无法完成的计划或想法，与平时的言谈举止迥异。

3. 夸大

爱吹牛皮，说大话，内容大多与实际不符，如“我能力非常强，很快能挣几亿”“我是天下最富有的人”“没有谁比我更聪明”“我能当大官”等。

4. 活动增多

日常活动明显增多，精力充沛，不感觉累。比如：变得爱唱歌、跳舞，到处交朋友；不停地工作而不知疲倦；花钱大手大脚，购买大量无实际用途的物品；与他人发生冲突，甚至扰乱社会秩序；等等。

5. 其他方面

睡眠明显减少；或完全不睡，精力充沛；等等。

（二）评估与识别

首先，应保证求助者和医务人员的安全。其次，向求助者家人或知情人尽可能地询问求助者的睡眠或饮食状况，确认求助者的生理状况。

询问求助者：在过去的几周里，您是否持续出现以下感受？

（1）做事特别有兴趣或乐趣。

（2）感觉心情特别好，每天都非常开心。

（3）感觉很有能力，能做大事。

如果回答“是”，询问他们有何计划（以及是否有实施的方式）。

如果回答“是”，询问“现在您有很大能力吗？”“现在您觉得很成功吗？”

如果回答“是”，了解其行为，包括到处花钱、到处走亲访友、实施不切实际的“宏伟”计划、不遵守公共道德、与他人发生冲突等情况。

（三）求助

处于躁狂状态下的人们，因受疾病影响，主观感受好，不知道躁狂就是一种病态，故一般不会主动求助。他们的异常言行线索主要来自家属或知情人的观察与报告，以上信号或线索通常提示被救援者的情绪高涨、言行夸大等躁狂表现。

（高雪屏）

第二十一章

新冠肺炎疫情过后，心灵创伤如何抚平？

在这场抗击新冠肺炎疫情的无声战“疫”中，全国人民在党中央的领导下万众一心，社会各界团结一致、齐心协力，形成了众志成城、共克时艰的强大合力。万千医护人员勇敢奔赴疫情防治第一线，成为最美“逆行者”。无论是在城市社区还是在集镇乡村，无论是在车站、机场还是在街道、小区，都有共产党员在坚守，都有群众志愿者在工作。相关企业迅速复工复产，加班加点生产疫情防控物资和人民生活急需物资。

在党中央的坚强领导下，全国人民凝心聚力，自2020年4月29日以来，境内疫情总体呈零星散发状态，局部地区出现散发病例引起的聚集性疫情，境外输入病例基本得到控制，疫情积极向好态势持续巩固，全国疫情防控进入常态化，相信距离我们夺取最后的抗疫胜利已经不远了。新冠肺炎疫情过后，人民群众的心理健康也会成为需要考虑的重大人民健康问题，那么我们该如何认识和抚平疫情过后的心灵创伤呢？

一、疫情过后心理创伤的特征概述

人类的生产生活不时会受到各类突发自然灾害如地震、海啸、台风、山洪暴发等和传染疾病如鼠疫、黑死病、埃博拉出血热、SARS等的威胁。突发的自然灾害和传染疾病都具有低预见性、突发性、强破坏性等特点，这次新冠肺炎疫情同样如此。直接或间接经历这次疫情的人们，由于亲眼看见亲人、朋友或其他人的伤亡，或是自身遭遇重大的健康和财产损失，都会留下不同程度的心理创伤。创伤的程度与个体及其主要社会关系的受损程度、疫情后救助和恢复生活生产的情况，以及个性心理特征有关。

（一）疫情影响心理创伤的时间特征

重大的灾害性事件不仅会引发急性应激障碍，还可能导致长期的心理损害，如创伤后应激障碍。大量心理科学的研究表明，灾害发生后的较短时间内，受灾人员会经历明显的心理受创和生理异常体验，表现为焦虑、沮丧、失眠等急性应激障碍症状，乃至一些严重的精神病症状；而从长期来看，表现为持续的强迫回忆伤痛、感情反应麻木，并伴随明显的主观痛苦和社会功能受损。来自美国的一组对“9·11”事件的研究证实，灾害发生后的心理疾病和精神疾病存在潜伏期，可能会延迟出现，病程一般在 2～3 年，甚至可能终身无法摆脱心理和精神困扰。除了创伤后应激障碍以外，长期的情绪问题还可能最终导致焦虑症、抑郁症，甚至重性精神障碍的发生。

（二）疫情影响心理创伤的性别特征

从性别上来看，既往的科学研究发现，男性和女性都容易在灾害中受到心理创伤，其中，女性多表现为情绪异常，而男性多见行为障碍，如睡眠困扰等。值得注意的是，男性比女性在灾后更容易出现酒精滥用等物质成瘾行为，而女性则能更快和更有效地应对灾后的生活和工作。可能的原因是女性的心理弹性和适应性更强，且女性承担的家庭角色更容易使她们回归到日常生活，从而获得应对灾难的有效办法。比如，女性可能需要更早地考虑孩子的生活和教育问题，她们会倾向于尽快找到实际的解决办法来恢复孩子正常的生活和教育，当注意力转移至这些重要的日常事务中后，反而更容易从灾难的创伤中走出来。

（三）疫情影响心理创伤的年龄特征

如果将人群按照年轻人（包含儿童和少年期）、中年人、老年人三个年龄层次进行划分的话，不同年龄群体受灾后的心理创伤特点也有不同。有科学研究显示，年轻人往往不会对灾难中遭受的实际损失做出明显的悲伤反应，其心理伤害的程度与其父母及有亲密关系的其他人员的心理伤害程度高度正相关。亲友伤亡、财产损失对各个年龄层次的人都会产生影响，但是这种影响以中年人群体最为严重。对老年人群体而言，具体的身体伤害或者财产损失对他们的影响并不是最主要的，而一些可以引起强烈情感回忆的东西，比如能够引起回忆和怀念的物件或环境受损则会对他们的心理造成严重冲击。

二、疫情过后的心理创伤复原

（一）普通大众的心理复原

新冠肺炎是一种新型传染病，且传染性强，感染人数已经远远超过了“非典”时期，加之目前人类对新冠病毒知之尚少，所以，人们对此都有一种恐惧和紧张的心理。造成这一心理状况的主要原因是人们感到个人的健康和生命受到了威胁，内心有不安全感。此外，当前生活的无序状态也使人们产生了心理上的不适应。由于防控新冠肺炎疫情须采取隔离等必要措施，许多人不能按照惯常的秩序学习和工作，生活出现了暂时的无序状态，原有的适应模式被打破，稳定的心理失去平衡。而自我怀疑与迷茫，是人们产生恐慌的深层心理原因。当人们发现自己原有的一套经验体系无法应对当前的危机时，内心就发生了动荡，特别是看到以当前的科学技术还没有研究出有效的解决办法时，就开始怀疑自身的能力，失去信心。

因此，在疫情结束后，对于大多数健康的普通人，最重要的心理复原方法是尽快回到日常的生活和工作中。心理治疗流派中有一个著名的“森田疗法”，其融合我国道家的思想精髓，提出了“顺其自然，为所当为”的基础治疗理念。普通人在疫情刚结束时，依然会对病毒的传染存在恐惧感，生活和工作模式长时间被打破，尚未恢复正常，此时，我们需要接受这种从混乱状态逐步过渡到正常生活工作节奏的过程，接受自己一时仍无法彻底恢复到正常节奏中去的现状，这就是“顺其自然”。然而，我们又始终要记得“为所当为”，即疫情结束了，我们还是得去做自己该做的事情。也许疫情发生前，花一个小时可以完成的工作，我们现在需要两个小时才能完成，但无须自责，这是多数人在灾后恢复过程中需要经历的正常心理现象，只要一点一滴地去完成我们该做的事情，恢复到正常的工作和生活节奏将是迟早的事情。

（二）新冠肺炎患者的心理复原

相对于普通大众，新冠肺炎患者对疫情的恐惧和紧张可能会更为严重。从一线的心理干预工作经验来看，他们最大的恐惧来源于病毒核酸检测复阳。媒体报道了少数新冠肺炎患者病毒核酸检测为阴性后又出现复阳，这无疑加深了他们的恐惧。我们在武汉进行心理救援过程中所干预的多数患者都有此种担忧，只是严重程度不同。根据我们的经验，减轻患者此类担忧最好的方法就是详细根据科学研究结果与患者进行充分的沟通和交流。可是，对于大多数的新冠肺炎患者而言，他们很难有机会与心理医生进行直接的沟通和交流。此时，患者群体应从权威渠道获取科学数据，不听谣信谣，相信国家对人民群众健康的责任心。此外，患者群体还应遵守出院后隔离2周的规定，定期进行病毒核酸复检。如果2周内不再出现任何症状，且核酸复检阴性的话，患者就应充分相信科学，不断给予自身健康的心理暗示。

患者群体在康复后还应积极寻求社会支持，这也是一种缓解心理失衡的重要方法。具体的方法是加强与家人、朋友、同学的联系与交流，将自己患病期间的经历和感悟（无论好坏）分享出去，让自己的情绪与感受在诉说的过程中充分释放出来，反复的释放会让积压在心中的各种情绪得以平复。当然，在选择倾诉对象时，应有所偏向，如父母、伴侣等这些对自己非常关心的对象。如果缺乏倾诉对象，那么建议寻找网络上的专业精神科或心理科医生、心理咨询师等进行倾诉。

（三）一线医护人员的心理康复

在这次抗击新冠肺炎疫情的伟大战“疫”中，广大医护人员舍小家、顾大家的责任心和大无畏的英雄主义气概获得了全国人民的赞美与关注。但是，从心理层面来说，一线医护人员在繁重的医护工作中承受了巨大的心理压力。首先，被冠以“逆行者”称号，让广大医护人员背负了极大的责任重担，他们也的确以舍生忘死的精神拼搏在战“疫”一线，但也正是这种全身心的投入让他们可能遭遇心理资源耗竭的困境；其次，长时间与害怕感染的精神负担做斗争，心理压力与应激程度要远远超出普通民众，特别是迄今为止已有数千名一线医护人员感染新冠病毒，在这种应激状态下，一旦发生负性生活事件，极易出现异常的心理状态；最后，长期与家人分离，孤独与寂寞常伴左右，思乡思亲的压抑也会使一线医护人员处于心理创伤的高危状态。

因此，灾后的心理复原对于一线医护工作人员而言也是非常重要的。

第一，适应从高强度工作状态调整到休整休息的空闲状态。

作为武汉一线的医护人员，我们最能理解同行们的心理状态。武汉方舱医院已经全部关闭，从一线撤离休整的医护人员开始渐渐回归灾后的生活。在与这些人员的交流中，我们发现了一个奇特的现象，就是他们很容易从刚开始的空闲轻松状态步入空虚无聊的状态。这是可以理解的，因为这些一线医护人员在这场战“疫”中已经至少高强度工作了一个月，他们的身体与心理已经在高强度的工作中达成了一个短暂的平衡。休整期反而又打破了这一平衡状态，这种失衡状态容易造成他们的空虚，甚至有些人可能会产生对这种空闲状态的焦虑。一线医护人员需要对自己的状态有清醒的认识，并为从高强度工作状态撤离做好相应的心理准备。最好的心理调适方法应该是行为调节，在休整期中，需要给自己安排一定的有意义的活动。比如，回忆或记录自己的工作和感悟，并分享给同行、家人和朋友等；安排一定的体育、娱乐等休闲活动等。总之，不让自己的生活完全处于真空状态，这对于一线医护人员适应灾后或者休整期的生活至关重要。

第二，与一线医护工作中的苦难进行告别。

疫情过后，一线的医护工作者都会回到普通的生活与工作中，然而，抗击疫情中所经历的生离死别可能会久久萦绕在他们的心头，尤其对于因为疫情失去同事或亲人的一线工作者而言，这些心理创伤如果不及时平复就会造成较为严重的心理问题。同时，疫情中高强度的工作可以暂时麻痹一线医护人员的心理，一旦在灾后步入休整期或者空闲期，这些情绪涌上，则会使人痛苦不堪。因此，一线医护人员需要对自己在工作中经历的情绪与感悟进行有意识的梳理，并进行情绪的宣泄。在合理地宣泄自己的情绪后，也需要一个简单的心理仪式来与自己在工作中经历的苦难进行一场告别，比如，跟自己逝去的同事或者治愈的患者等进行告别。始终相信自己已经尽到了作为一个医务工作者应尽到的最大努力。生活需要继续，生活也必将更加美好。

灾后的心理康复可能需要一个缓慢的过程，因人而异，因群体而异，也因创伤的严重程度而异。个人要根据科学的信息来判断自己的心理状态，如果灾后持续出现失眠、焦虑、情绪低落，或者创伤性事件的闪回等异常心理状态，尤其是前面所述的自我调整方法无效时，应及时求助于专业的医疗机构进行治疗。

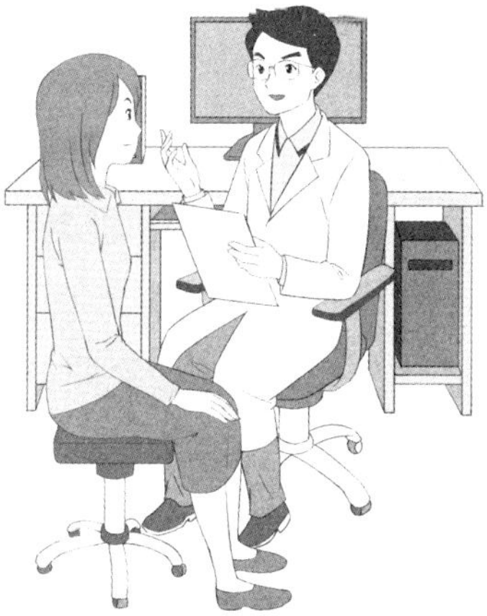

及时求助于专业的医疗机构进行治疗

（蒲唯丹）

第二十二章

从中国传统文化视角看新冠肺炎

新冠肺炎疫情汹汹来袭，像一个幽灵悄然潜至我们身边，打破了往日的祥和与宁静，给国家和人民以重创。

千百年来，人类史也是与各类疾病共存与斗争的历史。新冠肺炎不是第一种大流行的传染病，也不会是最后一种。我们为之付出了巨大而惨重的代价。灾难是个试金石！这场灾难让我们看到了中华民族的伟大力量，也看到我们的方方面面正在经受考验，甚至数千年的传统文化与生活方式都在遭受挑战。

一、对国人传统饮食文化的审视

“民以食为天”，出自东汉史学家班固的《汉书·郦食其传》，我们个个耳熟能详。而下一句“食以安为先”，却是千百代人以生命与健康为代价换来的警世之语。

国人自古就有博大精深的饮食文化，从历代有关饮食题材的文学作品中即可见一斑，对食谱的考究、对饮食的讲究、吃法之繁杂、礼仪之复杂，令人叹为观止。

早在《诗经·伐檀》中，就有“不狩不猎，胡瞻尔庭有县貆兮？彼君子兮，不素餐兮”的描述，虽然是对剥削者的控诉，但足以说明当时的豪门对野味的爱好。

杜甫《丽人行》的“紫驼之峰出翠釜，水精之盘行素鳞”“黄门飞鞚不动尘，御厨络绎送八珍”，除将唐代统治阶级的穷奢极欲刻画得入木三分之外，也向世人展现了帝王宫廷饮食的精美。汉唐时代，习惯将美味佳肴称作“八珍”。“满汉全席”的“四八珍”，即指四组八珍组合的宴席，包括山类、海类、禽类、草类，其中不乏现代的珍稀动物。吃野味，曾经是权力的象征、贵族的特权，而后这种追逐之风逐渐蔓延到了民间。千百年来，人们没有停止过对野味的追逐，“山珍海味”作为顶级食谱的代名词，也一直沿用至今。

将目光拉回至17年前曾引起全国乃至全球恐慌的SARS疫情，SARS病毒从何而来？当时科学家鉴定罪魁祸首是一种冠状病毒，并在果子狸身上发现了基因类似的病毒，从此果子狸背上了无数的骂名。虽然之后的调查显示，致命毒株可能源自蝙蝠，但果子狸也难逃干系，它可能作为中间宿主传播了SARS病毒。简单地说，很有可能是中华菊头蝠把SARS病毒传染给了果子狸，人吃了果子狸，再将病毒传染给其他人，于是就有了那场SARS之灾。那么，罪魁祸首是果子狸，还是吃果子狸的人类？答案不言而喻。当时的研究人员警告，在未来，仍有可能出现新的类SARS病毒，必须提高警惕。

此外，埃博拉出血热、MERS等多种传染病都与不当接触野生动物有关。研究人员表示，人和野生动物发生近距离、非自然接触，野生动物被大量关在一起，都会导致疫病发生的概率增加；食用、接触未经过检验检疫的野生动物，也会增加病毒传播风险。

WHO前总干事陈冯富珍女士曾于2012年在香港发表演讲时表示，在过去30

多年里，发现了超过30种人类新发疾病，当中逾70%来自动物。

人们习惯于什么好吃就吃什么，因此“食以安为先”的警世之语未必能常驻于心呀！人类作为地球上最具智慧的动物，一直认为自己是世界的主宰。殊不知，人类和其他生物一样，都属于大自然，我们应该对大自然多一分敬畏，对任何生命都要保持敬畏！野生动物是生态中的重要一环，它们理应无忧无虑地生活在大自然中。

2020年2月24日，全国人大常委会表决通过了《全面禁止非法野生动物交易、革除滥食野生动物陋习、切实保障人民群众生命健康安全的决定》。

“食客”对野味趋之若鹜，除了满足虚荣心、好奇心，还源于“药补不如食补”的传统理念。有人将野生动物神化，认为其营养价值比家禽家畜更高，企图靠吃野生动物来强身健体。比如，网上流传穿山甲能“大补”，狼肉能壮胆，虎骨能治风湿，猫头鹰泡酒治头痛等，五花八门，均助长了对野生动物的猎杀与食用之风。

源远流长的饮食文化不仅极大满足了我们的味蕾，也极大提高了我们的生活品质。看了央视《舌尖上的中国》，就更能体会到，中华饮食讲究色香味俱佳，国人的饮食智慧堪称世界一流。当然，我们不仅要吃得快乐，更要吃得健康！

二、对国人礼仪与就餐文化的审视

中国素有礼仪之邦的美誉。礼节是中国传统文化的一部分，代表礼敬、和睦。古代中国人有三大礼仪形式：拱手、作揖、跪拜。西方人也有三种主要的礼仪形式：握手、拥抱、亲吻。中国人的整个礼仪流程只需个人独立完成，受礼者同时做出回应即可，而西方礼仪则均需与对方有身体上的接触。时下新冠肺炎流行，与之相比，国人的这些传统礼仪方式更有助于防止疾病的传播，特别是拱手和作揖，在疫情期间值得提倡。

当然，国人讲究礼尚往来，在“聚餐”上体现得尤为明显。餐桌上方显情谊深厚，围桌共食，其乐融融。国人吃饭，不仅讲究吃的内容，还讲究吃的形式和吃的作用。

中国人自古好客，《论语》开篇便写道“有朋自远方来，不亦乐乎”。陆游的《游山西村》中“山重水复疑无路，柳暗花明又一村”，人人知晓，给了多少失意者莫大的启发与力量；然而上一句未必个个耳熟，“莫笑农家腊酒浑，丰年留客足鸡豚”，恰是农家待客情深意厚的生动写照，一股浓浓的淳朴乡情扑面而来。

在中国的习俗中，“夹菜”也是饮食中重要的礼数之一。家里来了客人，主人必定竭尽全力，端出最好的酒菜以款待。饭桌上，主人定要频频给客人夹菜，以彰显主人的热情与诚意，也能拉近人与人之间的心理距离。虽然，这种礼仪在现代社会中渐渐减少，但聚餐时为了表达敬重、友好或关爱，为老人、朋友、爱人夹菜，或相互夹菜，也是常有之事。“夹菜”有时可能被赋予了某种功能、某种情愫，记得曾看过一首爱情小诗言道“幸福藏在你深情的目光里，隐含在你默默为我添饭夹菜的一举一动中”，何其浪漫。

聚餐时，各人的筷子都伸向菜肴里择食，一盘菜好几双筷子夹来翻去，好不欢乐。更甚者吃火锅，数人一锅，一涮到底；多人一汤，感情交融。然而，筷来箸往，给病菌创造了大肆传播扩散的良好机会，也许病菌就这样悄然进入了我们的体内。据悉，幽门螺旋杆菌可以通过唾液传播，夹菜、共用碗筷餐盘的习惯使得胃溃疡在中国家庭成员中极易交叉感染，其发病率要远高于采用分餐制的欧美国家。

中国的“酒文化”亦源远流长，欧阳修的“酒逢知己千杯少”能传唱千古，也反映现代生活的一侧。有时为了表达情谊与尊敬，还要猜拳敬酒。国人的喝酒划拳词，虽然各地方言不一，但意思却惊人地相似，无不渗透着国人的礼仪文化和美好愿望，笔者选择其一：

① 一心敬。出自唐代诗圣杜甫《高都护骢马行》“与人一心成大功”，表示祝酒者诚心敬酒、同心共饮之美好心愿。

② 两相好。今人划拳多以“两相好”开局，乃至“哥俩好”“爷俩好”，说明国人非常注重家庭，看重手足与父子情。

③ 三星高照。祈盼福星、禄星、寿星高照。

④ 四鸿喜。又称“四喜临门”，古人“四喜”是指久旱逢甘雨、他乡遇故知、洞房花烛夜、金榜题名时。

⑤ 五魁首。系指古人苦读《诗》《书》《易》《礼》《春秋》五种经籍，以求功名，夺得魁首。

⑥ 六六顺。《左传》云：“君义、臣行、父慈、子孝、兄爱、弟敬，所谓六顺也。”即国君行事合乎道义、臣子奉命行事、父亲慈爱、儿子孝顺、兄长友爱、弟弟恭敬。

⑦ 七巧。又称“乞巧”（“七”与“乞”谐音）。相传农历七月初七，天上牛郎织女相会，民间妇女穿针引线，斗巧取胜，祝贺织女喜会牛郎。

⑧ 八马。传说周穆王常驾八匹骏马四处游玩，曾在昆仑山瑶池与西天王母宴饮酬酢。唐代诗人李商隐的《瑶池》中有“八骏日行三万里，穆王何事不重来”。

⑨ 久长。《汉书》云：“建久安之势，成长治之业。”后人取其“久”“长”二字，谐音为“酒长”，借喻人们相聚时美酒不尽。

⑩ 十全。《周礼·天官冢宰·医师》记载：“岁终，则稽其医事，以制其事，十全为上，十失一次之……”清朝乾隆皇帝自诩文治武功，福禄寿俱全，自

称“十全老人”。今人常理解为“十全十美”。

虽然祝酒猜拳也传承了我们的传统文化，但觥筹交错、推杯换盏之间，祝酒猜拳之时，吐沫也像雨点一般飞洒餐桌，弥散在这热闹的氛围中，给病菌的传播营造了很好的土壤，而飞沫传播正是新冠病毒传播的主要渠道。

还有婚嫁丧葬礼仪，也少不了聚餐。西方人通常采取自助餐的形式，轻松自如；而国人则通常是百十号人一桌桌围而坐之，一道道菜品、一瓶瓶红酒白酒，大家蜂拥而上，好不热闹。但传染病则容易在这热闹里流行蔓延开来。

千百年来的传统文化，传承了祖祖辈辈的“中华情”，然而，社会是发展的，我们的文化也需要与时俱进。告别SARS之后，新冠肺炎疫情的发生再一次提醒我们，我们在传承的同时还要发展，形成正确的、文明的礼仪文化。比如在就餐时，采用分餐制，使用公筷公勺，不乱吐乱扔食品，等等。分餐并不分心，尊重了别人，也保护了自己。

三、对国人卫生习惯的审视

新冠肺炎来袭，人们采取了多种多样的防护措施，出门戴口罩、回家勤洗手、以作揖代握手、消毒、分餐……一场新生活运动在悄然兴起。

然而，不难发现，国人日常生活仍存在许多陋习，值得自我反省。时至现代社会，仍可见随意咳嗽者、随地吐痰者、随手扔垃圾者，更甚者随地便溺……

新冠肺炎疫情暴发之后，人们意识到戴口罩的重要性。戴口罩已成为时下一种出门标配。

“口罩文化”在邻国日本盛行。日本民众热衷于戴口罩，还要追溯到1918年暴发的“西班牙大流感”，疫情导致全球数千万人死亡，比第一次世界大战的死亡人数还多，日本也未能幸免。加上后来的1923年日本关东大地震后出现的霍乱疫情、2003年的SARS、2009年的H1N1流感……这些重大公共卫生事件催生了日本的口罩文化。戴口罩逐渐成为一种礼仪，旨在避免把疾病传染给他人。

戴口罩除了防病、防传病，还防雾霾。在精神、面貌状态不佳时，口罩还能扮演“遮瑕膏”的角色，网上有一则帖子说：“自从戴口罩复工以来，不用化妆了，真正做到了每天8分钟洗漱、8小时工作。”但是，目前大家尚未真正形成戴口罩是“保护自己也保护他人”的意识，这次重大灾难之后，想必国人的戴口罩意识会大有提高。

疫情发生之后，保持手卫生和戴口罩同等重要。包括新冠肺炎在内的大量已知传染病的传染途径都有“接触传播”。我们的双手每天要触摸各种东西，病毒细菌很容易通过手接触传播。WHO一项研究显示，用香皂洗手可以使患腹泻病、急性呼吸道感染的概率大幅降低，洗手成为切断病毒传播的最经济、最简单易行的措施。如今城市中多数人已养成了“饭前便后要洗手”的习惯，同时也学会了“外出回家要洗手”。

还有，我们在感冒、流涕、打喷嚏时，是否也有良好的公德意识？所有这些都与自己的习惯密切相关。良好的卫生习惯对个人和他人非常重要。讲究卫生，能提高人的免疫力，有利于保护自身的健康，阻止传染病的迅速蔓延，同时还可加强全社会公共卫生建设意识，有利于社会的和谐发展。所幸的是，随着我国素质教育的推行，孩子们的卫生意识得到了大大提高。

随着医学科学的进步与发展，人类打败了天花、疟疾、鼠疫、SARS等多种传染病，然而未来还会有新的传染病出现，一代又一代人形成良好的卫生健康习惯，才会形成防治传染病的强大屏障，使之成为普通人抵御病毒侵袭的利器。

四、对国人传统工作模式的审视

在漫长的人类历史进程中，中华民族创造了灿烂的物质文明和精神文明，形成了自己的思维方式和行为规范。对中华民族影响深远的儒家思想讲究修身、齐家、治国、平天下，提倡有强烈的社会责任感，向往建功立业，表现出自强不息、积极进取、迎难而上、舍生忘死和人定胜天的精神。“勤劳勇敢”自然也成了中华民族的代名词。

《诗经·国风·七月》中描述的“九月筑场圃，十月纳禾稼。黍稷重穋，禾麻菽麦。嗟我农夫，我稼既同，上入执宫功。昼尔于茅，宵尔索绹。亟其乘屋，其始播百谷”，是勤劳先辈们的真实写照。农活一桩接一桩，根本没有歇息之时，人们认可“人勤地生宝”，所以对劳动没有丝毫的怨言。辛勤劳作在先辈们看来，不仅是谋生手段，也是他们的生存方式。

中华儿女的勤劳美德一直沿袭至今。废寝忘食地工作成为人们崇尚的精神境界，带病坚持工作者成为大家啧啧赞赏的对象，过劳殉职者成为可歌可泣的英雄被广泛宣扬。然《左传》中曰：“皮之不存，毛将安傅？”生命已经消失，又何谈生命存在的价值呢？诚然，这种奉献精神值得钦佩，但不宜过度推崇。来自新冠肺炎战“疫”前线的某医疗领队说过：“无休止工作是不人道的。”

现代人快节奏地工作生活，保持日复一日、年复一年的高强度工作状态，终日营营役役，承受着各种各样的压力，容易忽略休息，忘却运动，甚至连最基本的规律饮食和平衡营养也难以保证。久而久之，身心俱疲不仅写在他们的脸上，还融进了他们的血脉之中。亚健康人群增加，他们在疾病面前不堪一击。新冠肺炎的第一警示就是：人们必须关注自身的健康，养成健康生活方式与理念。工作之余，保证充足的睡眠、均衡的膳食、适度的锻炼，不暴饮暴食，少吸烟饮酒，作息规律，早睡早起，同时保持良好的家庭与人际关系，这样才可持续发展。须知健康无价，生命更是无价；须知生命的终极目标不是忘我工作，而是快乐地工作与生活。

正如一位哲人所言，一个民族在灾难中所失去的，总是以民族的巨大进步为补偿。对传统观念的调整，是为国人的进步，同时，也需要将更有利于我们发展的思维方式传递给下一代。对新一代的孩子们，在使其传承勤劳勇敢美德的同时，要加强关爱生命的教育。

五、彰显中华民族团结一心的传统美德

中华传统文化历经千年的灾难打磨，去粗存精，纵有陋习与不足，仍难掩其伟大与先进性。中国人崇尚集体主义，爱惜自己的家庭、爱惜自己的单位、爱惜自己的国家。在大灾大难面前，从2003年的SARS、2008年的汶川地震，到2020年的新冠肺炎，无一不体现了中华民族团结一心、携手奋战的传统美德，无一不彰显了国人的爱国主义情怀，这为抗击疫情构建了特有的“长效疫苗”。

翻开历史的长卷，中华民族的爱国主义情怀，有着不胜枚举的千古传唱。例如，诸葛亮的“鞠躬尽瘁，死而后已”，范仲淹的“先天下之忧而忧，后天下之乐而乐”，岳飞的“以身许国，何事不可为”和“精忠报国”，文天祥的“人生自古谁无死，留取丹心照汗青”，顾炎武的“天下兴亡，匹夫有责”，等等。这些朗朗上口的诗篇箴言，无不体现出先辈们对国家兴亡、民族命运的神圣责任感。

千百年后的现代中国，新冠肺炎战“疫”之下，国人更是如此，为救治他人，不惜献出自己宝贵的生命。一声令下，全国各地数万名医护人员不顾个人安

危，毅然“逆行”集结湖北；“一省包一市”的救助方式，多个省市星夜驰援，凝聚中华磅礴之力。有许多许多的事例，将团结一心、一方有难八方支援的中华传统美德体现得淋漓尽致，感人至深！

除了一线的医护工作者，还有一线排查人员、交通警察、运输人员、基层社区人员、环卫人员等，各行各业的人们无不在自己的工作岗位上奉献着自己的力量，在背后默默支持着自己的城市和国家。

此外，还有普通大众，为防止疾病扩散传播，连续多个星期宅在家里，认为“宅在家里就是在做自己分内的事”“不生病就是为国家做贡献”。大家都在保护着自己的家庭、保护着自己的社区，其实也是在保护自己的国家。他们做到了平凡中的不平凡，无不体现着强烈的社会责任感，体现着团结一心的爱国之情。

一个偌大的国家，举国从上至下，无一不在奉献，众志成城，共同抗疫。难怪德国大哲学家黑格尔曾感慨，只有黄河、长江流过的那个中华帝国是世界上唯一持久的国家。

新冠肺炎疫情的防治，也是一场深刻的现行爱国主义教育，将中华民族团结一心的爱国主义传统美德与情操，在新一代的中华儿女身上传承下去，并发扬光大……

六、中国道家认知疗法的运用

中国道家认知疗法系笔者所在单位的心理学家自主创造，曾被新华社报道为“开创了我国本土化心理治疗的先河”，对SARS引起的恐慌疗效甚好。

中国道家哲学思想源远流长，历经历史大浪淘洗，其生命力犹如其学说内涵一样，以柔制刚，以退为进，历经数千年而未衰。道家的养生处世之道，无论在过去还是今天，都是一套行之有效的保健方法，它能有效缓解心理压力，抚慰心理创伤，调整心身状态。正如林语堂所说，“道家学说给中国人的心灵一条安全的退路”“是用来慰藉中国人受伤的心灵的止痛药膏”。

时下新冠肺炎流行，每个人的反应不尽相同。为何有人慌张、焦虑，甚至恐慌，而有人却若无其事？并不是新冠肺炎本身对人的心理影响有所差异，而是每个人对新冠肺炎的看法不一，这种看法被心理学家称为认知。认知可决定人的情绪反应。如果你有不良情绪，那么，只需要改变你的认知，就能改善你的情绪反应。如果你认为新冠肺炎就在你身边，可能染上就没救了，那么你会惶惶不可终日；如果你认为只要防护好了就没事，那你就觉得心情放松。保持良好的心情，能提高自身免疫力，为抵御病毒侵袭多一些资本。

中国道家认知疗法是用老庄的道家哲学思想，替代或改变你原有的不良看法，从而帮助你摆脱情绪的泥潭。核心操作步骤是导入道家哲学思想，接受、理解和应用实践道家的核心思想，即以下32字保健诀。

（一）利而不害，为而不争

此条源于《老子》第八十一章，“天之道，利而不害，圣人之道，为而不争”。“利而不害”，是劝导人们只做那些利己、利人、利社会之事，不为害己、害人、害社会之举。首先要求得自我生存权，不妒贤嫉能，不过分要求与责备自己，不跟自己过不去。“为而不争”是指做事要尽力而为，也要量力而为。“利而不害”属起码的要求，应从现时做起；“为而不争”为崇高境界，需要长期修养。比如面对新冠肺炎，我们不怨天尤人，不过度担心而造成自身精神紧张，以致惶惶不可终日；我们尽力做好防护，即使被隔离，也不过分责备自己，学会接受，以免陷入一种主、客观的对峙胶着与矛盾状态。

（二）少私寡欲，知足知止

此条源自《老子》及《庄子》相关章节。一方面，人的欲望与需求可以让人发展、催人奋进，创造条件以满足自己的欲求，从而推动社会的发展与生活质量的不断提高；另一方面，欲海难填，极多私欲又会给人造成很大的精神压力与躯体劳累，得不到人性的自由与精神的超脱。“知足知止”，是指做事要有分寸，要留有余地，点到为止，见好就收。只有在生活上少私寡欲者才能保持身心健康，不为物役，获得安然自在的良好心态。只有知足，才会常乐；只有知止，才能避免危险。在疫情期间，如果执着地期望获得过度的内心确定感，反而会让自己陷入痛苦的泥潭。即使不幸感染了新冠肺炎，也不应急于求成，盲目地求医问药，而应安心接受治疗、积极配合医生，才能早日康复。

（三）知和处下，以柔胜刚

知和处下，是由《老子》四十一章中“上德若谷”的思想演化而来，老子还在五十五章中写道“知和曰常，知常曰明”，又在六十八章中写道“善用人者，为之下”，与儒家“以和为贵”异曲同工。和谐是天地万物的根本规律，谦恭是中华民族的传统美德。道家教导世人“处下”，因为刚强者易折，在中国社会要获得良好的适应，为群体所接纳，就要防止高高在上，不可自作聪明、自以为是。以柔胜刚的思想，则出于《老子》第三十六章、第四十三章和第七十八章。老子以水为例，认为“天下柔弱莫过于水，而攻坚强莫之能先，其无以易之”，大家都知道滴水穿石和水容万物的道理，因为海纳百川、水容万物，均以处下和至柔而取胜。人生在世，少不了坎坷经历，要受得起失败挫折。新冠肺炎疫情期间，建议学会接纳自我，接纳焦虑症状。即使被感染，也要学会与疾病做朋友，症状来时不逞强、兼收并蓄，改善抗争的应对方式，反而会减少许多的内心痛苦。同时，轻松的心理状态有助于提高人的免疫力，则增加了抗击疾病的砝码。

（四）清静无为，顺其自然

此条是道家哲学的核心思想之一。《老子》第四十八章中写道“无为无不为”，第五十七章中写道“我无为而民自化，我好静而民自正”。老子崇尚“静”，即所谓“非宁静无以致远”。现代人既要与时俱进，又要有在喧嚣生活中沉静下来的定力。“无为”，不是什么都不做，是指不要妄为，不要胡作非为，无为而无不为。“顺其自然”，就是按客观规律办事，在对事物客观规律充分认识、掌握的基础之上，顺应自然规律，不强迫蛮干、不倒行逆施、不急于求成。按保健原则养生，在灾难、严重伤病与死亡威胁面前，做好最坏的打算，争取最好的结局。比如，在新冠肺炎疫情期间，如果停止抵抗自己的某些执着的不良想法，在短时间内，焦虑、不安、恐惧等情绪可能会上升，但是在达到顶峰后即使什么都不做，这些情绪也会慢慢下降，并且不会有客观的不良后果发生。在这个过程中患者尽量不与自己的情绪对抗，应有准备且自然地接受情绪的变化，对不良情绪“无为而治”，不过分追求，反而可能达到内心的和谐。以和谐的心态去对待疾病、对待周围，那么，不论你是身陷疾病，是被隔离，还是蜗居在家，都能平和地接受，并做一点力所能及的事，从而有利于抗击疾病和自我发展。

总之，道家哲学思想建议大家学会接纳自我、接纳症状、降低症状背后极大的确定欲望和安全欲望，改善应对方式，不做无谓抗争，则可能渡过难关；同时顺应客观规律去为所当为，是鸟就飞，是鱼就游，是花就开，才可能摆脱生命中的靡常，达到自我内心、我与他的和谐状态，从而获得精神的自由。

愿困惑者能充分领悟道家思想并付诸实践，从而早日走出内心阴霾。

（曹玉萍）

下篇　给心灵戴上“口罩”

第二十三章

情绪管理

疫情期间我们身处不同状态、不同岗位，可能会出现焦虑、抑郁、恐慌情绪。怎样克服我们的不良情绪，保持心情平静，怎么管理好我们的情绪，保持安心的状态，是我们关注的重点。

案例1　陈奶奶今年75岁，日常生活很规律，通常早上五点半起床，简单地吃些东西后，和老姐妹一起到广场锻炼身体，然后去菜场买菜，回来做中饭给老伴吃，中午小睡一会后去老姐妹家打麻将，晚上回来做晚饭给老伴吃。

过年之前陈奶奶就准备了一大冰箱的菜，以备几个孩子和上大学的孙子回来过年及亲戚朋友来拜年吃饭。不料疫情突然来了，社区封闭管理，自己不能随意出门，儿女们也不来过年了，最喜欢的在外地上大学的大孙子回来也没有见到，亲戚朋友也不能来串门了，家里就陈奶奶和老伴两个人，冷冷清清的。听到小区里大喇叭天天喊预防新冠肺炎，陈奶奶感到心惊肉跳。电视上基本每个台都在报道新冠肺炎，“不想看都不行”，看到每天的感染人数、死亡人数都在不断增长，陈奶奶感到害怕。陈奶奶有高血压、糖尿病，需要定期到医院拿药，她担心自己身体不好，会被感染。一看到关于新冠肺炎的故事、新闻，陈奶奶就很难受，想流眼泪，晚上也睡不着觉。

陈奶奶的这种情况就是出现了焦虑、抑郁的情绪。焦虑与抑郁情绪就像孪生兄弟，常常同时出现。焦虑的临床表现主要为紧张、担心，这种紧张担心很多时候往往没有明确的对象，有惶惶不可终日、大祸临头之感。有的表现为运动性不安的症状，如烦躁，坐立不安，“站也不是，坐也不是”“心里像猫抓的感觉”；有的表现为植物神经功能紊乱的症状，如尿频、尿急、心慌、手抖、胸闷、出汗等。老年人，或者有慢性躯体疾病的患者，体质比较弱，在这种紧张气氛下不敢去医院，会更加关注自己的身体状况，可能对身体的感受会放大。比如有市民打心理援助热线前来咨询，说是因为担心发烧，在家中反复测量体温，看到体温是37.1℃时，就感到很恐慌。其实人体在紧张情况下体温也会稍高一些，低于37.3℃一般不需要处理。焦虑还有一种临床表现叫作“惊恐发作”，表现为突然发作的极度的紧张、害怕、濒死感，出现心慌、胸闷、大汗，“觉得人一下子就会死去”。持续时间为数分钟或数十分钟，因为有濒死体验等症状，当事人有时会误认为这是心脏病发作，但经120急救或去心内科就诊后，相关检查却是正常的，或是还未到急诊室症状已经缓解或消失。

抑郁情绪的临床表现为心情不好，情绪低落，高兴不起来，闷闷不乐，无愉快感，严重时会有悲观绝望、痛不欲生感。当事人会觉得“感情变得很脆弱”“特别容易掉眼泪，这段时间变得很爱哭”。有精力减退感，无明显原因的持续的疲乏感；兴趣减退，什么事情都不想做，头脑空空的，没有动力，不愿出门，不愿和人交流；反应变慢，“像生锈了一样”，不能集中注意力，工作学习效率下降；身体的不适感加重，如头痛、胸闷、心慌、出汗等，这与焦虑的症状会有些重叠；自我评价低，或自责、内疚等；食欲下降，体重减轻，有的人表现出睡眠质量变差，入睡困难，早醒，或醒来后难以入睡，或是睡眠过多感到极度疲劳；有消极的想法，出现“不想活的念头”，严重时甚至会有自残自杀行为。

案例2 张女士和丈夫平日都是早出晚归的上班族，有两个孩子，大女儿三岁，小女儿七个月，平时由母亲帮忙照顾。在疫情期间他们曾想带小女儿去社区医院打疫苗，但是遭到家里老人的反对，理由是疫情紧张，去医院风险太大。没多久社区医院也通知停止疫苗注射，开放时间待定。张女士有一个多月没有上班，每日在家忙着带孩子、做家务，只能等孩子睡着后抽时间网上办公，比平时上班还要忙碌。丈夫很少主动做家务，需要张女士提出要求后才会动身。有一次张女士在给孩子洗完澡、穿好衣服后，发现丈夫还在书房打游戏，遂出现情绪爆发，与丈夫争吵，萌生离婚念头。

案例3 远嫁异地的陈女士在疫情期间求助于网络心理咨询平台，表示丈夫平时就喜欢玩电脑打游戏，不爱和她交流，两人曾经因为上网打游戏的事情发生过激烈争吵，到民政局去准备离婚，后因舍不得而未能成功。疫情期间，两个人都待在家里不能出门，丈夫更是沉迷于游戏，每天和陈女士交流不了几句话。丈夫每天一起床就开始打游戏，陈女士做好饭时就过来吃饭，放下饭碗又继续玩游戏。陈女士看到丈夫打游戏就“一肚子火”，但因在本地朋友较少，且觉得和朋友们聊天也解决不了目前的实际问题，也不愿意和父母说起这些事情，怕他们担心，觉得生活如一潭死水，对丈夫不抱希望，非常苦闷。

张女士、陈女士的这种情况，在这次疫情期间时有发生。疫情的压力、行动上的局限、外界关系网的暂时断裂、家人相处时间的延长，可能让原本家庭关系中存在的矛盾扩大化，在局限的空间里集中爆发出来。这次的疫情可能是一个导火索，也可能是压垮骆驼的最后一根稻草，让濒临崩溃的家庭关系彻底破碎；也可能是一个契机，让我们及时意识到已经存在的问题，积极寻找方法，解决问题。

案例4 王女士在疫情期间拨打了心理援助热线电话，怒气冲冲，语速很快，基本上不给接线员发言的机会。在交谈中得知，王女士一年前被诊断为抑郁症，精神科医生建议其服用药物治疗，王女士担心药物有副作用，也担心长期服药产生依赖，因此拒绝了。这一年以来王女士坚持体育锻炼，工作生活还算能正常进行。此次疫情期间，王女士多数时间待在家中，间隔两至三天去超市采购生活用品，但是每次出门时总是会碰到一两个人不戴口罩。有时在小区里等电梯的时候，在她后面的人看到电梯来了，拼命地往前挤，试图抢先上电梯。经历这些情况，王女士怒火中烧，觉得“怎么能够有这样的情况”“电视上不都说要保持一米以上距离吗”，认为这些人不负责任，“没有社会公德”。她说：“在电梯里就很生气，当那个人靠近我时，如果我手里有把刀子就会恨不得捅过去。”回到家里王女士越想越生气，现在都不敢出门了，“就怕被这些人传染上”，还出现睡眠较差、入睡困难等问题。

王女士的这种情况在疫情中也是常出现的。既往有抑郁症等疾病，未得到充分治疗的患者，在应对一般事物和平时生活方面没有出现明显异常，但是当面对突发疫情、突发事件时，自身的能力很难应付这种局面，出现了比较大的情绪反应，负面情绪激发，造成自己非常痛苦和恐慌，甚至可能会出现过激行为。王女士有个很好的举措就是拨打了心理援助热线电话，进行情绪宣泄，获得支持。同时，如果能够再进一步寻找专业的精神心理科医生的帮助，评估情绪状态，进行必要的干预治疗，将会更好。

遇到像上述案例中的情况，我们怎么调整呢？

（一）承认这些情绪产生的合理性，接纳自己的情绪

我们每一个人，面对这种突如其来的疫情，内心或多或少都会产生焦虑、抑郁和恐慌的情绪，这些都是不可避免的。不要因为产生了这些情绪而感到内疚或羞耻，或是觉得自己不坚强，“非常脆弱”。要知道新型冠状病毒是全人类共同的敌人，那么多专业人士都倾尽全力去和它战斗，它给我们的工作、生活、家庭关系等都带来了巨大的影响，这不是仅仅靠自己的“坚强”就能扛过去的，所以，有这些消极负面的情绪是很合理的。但是这些焦虑、抑郁、恐慌的情绪，如果超出了我们自身的支撑能力，或是不能被我们消化，就会给我们的生活、工作、学习带来影响，所以我们对自己进行情绪管理是必要的。

（二）从官方途径获得关于疫情的信息

焦虑是对未知的恐惧，如果我们的信息来源不准确、模糊，也会让我们无法真正了解和掌控目前处境，加剧我们的焦虑恐慌情绪。在疫情期间，每日下午三点都会有国务院联防联控机制新闻发布会，报告疫情防控工作和全国的感染人数、治愈人数、疑似病例人数等，同时对特殊人群的防护、生产复工安排以及大众关心的疫情相关问题进行解答，这就是可靠明确的信息发布。本次疫情期间我们看到了一个好现象，就是官方尽量做到了快速回应民众疑问及相关信息，对于不实信息或谣言，能够在很短时间内辟谣，避免大家过多过久地陷入不实言论引发的恐慌怪圈中。

如果你因为疫情信息感到紧张焦虑，请限制自己每日在网络上、电视上看疫情相关新闻的时间，多关注官方明确信息。有时候网上信息来源不明确，又带着强烈的个人色彩，读后让人怒火中烧，气愤不已，第二天发现这是谣言，或是过两三天又有一个反转，这样容易导致你的情绪像坐过山车一样随着这个消息跌宕起伏。还有一些网上的文章描述疫情发生早期武汉患者就医困难，非常无助，看完之后我们也会伤心难过很久，如果我们平时思考问题就比较负面，那么看了这

些内容后自己还要花一些时间才能缓解情绪，所以建议根据自身情况限制阅读这些信息的时间。你觉得拿着手机、打开电视越看越烦躁，那么就放下手机、关掉电视。

（三）寻求社会支持，建立社会连接

受这次疫情的影响，多数人必须待在家里，与周围的社会关系网的连接会暂时被截断，但是我们的家庭支持仍然非常重要。虽然空间上有距离，但是好在现在网络通信非常方便，我们和亲友能随时联系上。间隔一两天和家人或亲朋好友视频或电话聊天，聊一些开心愉快的事情、家长里短的事情等，转移对这次疫情的注意力，让自己觉得还是在熟悉的环境里，对所处的环境还是能够掌控的，这样能有效缓解焦虑。

（四）知道保护自己的方法

出门在外，比如上班、去超市买菜时与他人接触要做好必要防护措施，做好自身防护，保障自身安全。保持家中一日两次、每次三十分钟的室内通风换气。出门时正确佩戴口罩，尽量避免到人群密集的地方，和别人保持一米以上的距离。尽量步行或私家车出行，不坐公共交通工具。如果实在需要坐公共交通工具或出租车出行，注意开窗通风。不随地吐痰。了解正确的洗手方法，从外面回家后立刻用流动清水、肥皂或洗手液洗手，将穿过的衣服放在阳台通风处晾晒等。

（五）尽量让日常生活规律化

现在各地已经复产复工，生活慢慢趋于常态化，对于能够上班的人来说，更可以保证生活规律化；对于目前还需要居家待岗的人来说，安排好自己的生活，制订一个时间安排表，对起床、运动、吃饭、休息的时间有大致的安排。安排适度的休闲娱乐活动，如上网看电影、追电视剧、打游戏、听音乐等，但请注意控

制时间，不然会有伤害视力、上网成瘾的风险。适度运动非常重要。运动、锻炼身体可以帮助我们放松紧张的情绪，舒缓压力，可进行相对舒缓的运动，比如练瑜伽、做操、做平板支撑等。这在后面的章节都有详细的介绍。

（六）家庭关系的调整

这次的疫情可能会暴露我们家庭中原本就有的矛盾，撕开家庭和谐的面纱，暴露一地鸡毛的真相。但是，从另一个方面来讲，这也是一个契机，正视我们的家庭矛盾，追溯争执的源头，解决矛盾根源。否则存在的问题，不在这次疫情中爆发，也会在下次被某件事情激发。建议夫妻双方将矛盾点说出来进行讨论，就事论事，尽量不将情绪代入所讨论的事情中，共同寻找解决矛盾的方法。如果双方很难自己解决，建议寻找专业的心理咨询或家庭咨询寻求帮助。

（七）寻求专业的支持

在疫情发生之后，医学界包括精神心理学专业领域的医务人员，迅速地行动起来，编写并出版疫情相关的科普书籍，包括心理科普书籍，多附有音频、视频等，教导舒缓情绪的方法。同时，国务院公布了全国心理援助热线，包含了各个省市开通的心理热线，多为每周7天、每天24小时的不间断服务，为公众提供心理支持和心理疏导等服务。多个网络心理援助平台、心理干预平台也被充分使用。可以说，如果想寻求帮助，那么提供帮助的途径无处不在。

出现了适度的焦虑、抑郁、恐慌情绪，请不要害怕，适当的情绪反应说明你的警觉性超出一般人。在这些情绪的作用下我们可能比一般人更能小心防范，保护自己。但是，如果这些情绪比较强烈，造成的不适感比较重，持续时间比较长（比如已经持续了1～2个星期，每天大部分时间都有这些不良情绪），已经严重地影响了你的日常生活、工作、学习，且通过上述的措施仍然不能缓解，那么请找专业的精神心理医生咨询求助，必要时医生会给予药物治疗，协助改善情绪。

请不要对咨询精神心理科医生感到有压力和负担，寻找专业帮助并不会被扣上精神疾病患者的帽子，也不用担心一旦服用精神类药物，就会变成“精神病”，或是服药后无法停药，会一直依赖药物。寻找专业治疗，也是情绪管理的有效手段之一，能够积极地找寻治疗自己情绪的方法，恰恰说明你是一个非常理性、自救能力很强的人。不要害怕，遇见问题，便解决问题！

（张丽）

第二十四章

调整认知模式

“我绝对不能被感染！”

“一旦感染新冠肺炎被隔离，就会被别人看不起，那太可怕了！”

“一旦感染新冠肺炎就会有生命危险！”

面对当下的疫情，你是否会有这样的想法呢？每天都体验到这些复杂的思维和情感，你可能会觉察到它们让自己深陷困苦，但是对此却不知所措。

本章接下来的内容主要告诉我们，出现在头脑中的这些喋喋不休的想法是怎样给我们带来烦恼的，我们又该如何调整这些骚扰我们的想法，从而帮助我们理性地处理过分的担忧、焦虑、紧张、恐惧、愤怒、自责、挫败等情绪。

一、面对同样的疫情，人们的反应为什么会不一样

这次新冠肺炎疫情来得太突然，把我们打了个措手不及，我们出现了各种

烦恼：担心自己和家人感染、担心事业或学业被耽误、担心因疫情带来的各种生活不便等。面对如此突如其来、如此重大的疫情，所有人都会有这样的担忧。但是有些人的担忧很快就过去了，或者虽然也有这些担忧，但他们照样该干吗就干吗，该吃就吃，该睡就睡；而有的人因为这些担忧出现心跳加快、心慌不适、恐慌不安，也可能会出现食欲下降，甚至睡眠障碍。面对同样的疫情，为什么我们的反应会不一样呢？

那是因为每个人对疫情带来的问题的看法或想法不一样，这些看法或想法就是我们对事情的认知方式。所以，我们可以看出来，我们的情绪会怎样，表面看起来好像是疫情带来的某一件事情所导致的，例如疫情导致我不能出门办事、疫情导致我和家人会有感染的风险、疫情让我和家人不能团聚等；其实真正让我们产生焦虑、紧张、恐慌等难受情绪的，是我们对这些事情的看法和想法，也就是认知。例如，你认为不能出门办事是很糟糕的事情，一旦感染就会有生命危险，不能和家人团聚的春节就是过得很不好的春节等，你痛苦的程度，取决于你对于“被隔离”“被感染”“春节不能和家人团聚”等事情的看法。有时我们的处境并没有那么糟糕，只是我们以一种消极的、自我折磨式的方式来思考，从而感到相当痛苦。

二、疫情下的这些想法是怎么影响我们的情绪的

在新冠肺炎疫情下，疾病的诸多不确定性，很容易导致人们对相关问题的想法趋向极端，从而给我们带来很多可能不必要的烦恼和负性情绪，这些极端想法往往具有以下几个特点。

（一）绝对化

这是一种很常见的极端式的认知方式，它是指人们从自己的意愿出发，对某一事物持有必定怎样的不合理想法，常常带有“必须”和“应该”或“不应该”的特点。例如在当前的疫情下，有的人就会出现以下想法：“我绝不能被新冠病毒感染”“我必须顺利度过医学隔离观察期”“我应该要照顾好我的家人以免被感染”“我的家人生病了，我应该在他的身边照顾他”，等等。这些很多都是人们对自己提出的难以实现（至少在当前的疫情之下）的目标，是过于追求完美和苛求自己的表现。因为人们不可能事事成功、时时如愿，也不会总是一帆风顺，也不可能永远健康，所以持有这种不符合现实的信念的人很容易产生失败感和挫折感，导致失落、自责或忧郁等情绪。理性的认知是努力做好每一件事，不过于追求完美，也不过于重视他人的评价，一切都保持一个适当的度。

另一方面，有的人可能会对他人有一些绝对化的想法。例如，有的人会出现这样的想法和信念：“政府应该更早地预测疫情，采取有力措施”“经过医院治疗，病情应该是一天天好转才对”。所以，这部分人在面对疫情给自己带来的不利影响时很容易产生愤怒的情绪，继而出现指责、苛求他人等言行。

殊不知，在疫情开始阶段，对于这种病毒及疾病的特点人们所知尚少，政府和专家们需要时间来研究、认识和想办法攻克它。有些事情不是由我们某一个人所决定的，尤其是在集体的大环境中，要通过调整自我去积极适应。当然，许多事情也都可能存在回旋余地，不能看得太绝对。

（二）糟糕至极

一件不如意的事情发生时，就觉得非常糟糕、非常可怕、非常不幸，将事情想象为灭顶之灾、大难临头，从而消极地预测未来而不考虑其他可能的结果，这是对自己的消极暗示，会加重焦虑，致使过度焦虑、恐惧。例如在当前的疫情下，可能有相当一部分人会有这样的想法："被新冠病毒感染就是很糟糕的事情""一旦感染就会有生命危险""被隔离就是不得了的事情""要是我隔离不当使家人被感染的话，我就是最该死的人""如果我真的感染了新冠病毒，我将无法活下去"。

如果我们看不到事情的全部，只是关注当下暂时的不好的结果，就会出现这种片面的认识。这也跟一个人的性格特征有关系，有的人属于悲观性格，看不到事情好的一面，遇到事情首先想到的就是最坏的结局，他们倾向于关注潜在的具有危险性的事件，比别人更容易把某些情境看成是有危险的。塞翁失马，焉知非福。同一件事情，幸与不幸是彼此相随的，没有任何一件事情可以被定义为百分百的糟糕透了。其实事情的发生还会有很多种结果，例如：这次疫情的发生提醒了我们在以后的生活中要注意卫生习惯；虽然因为疫情不能上班，但可趁此好好休息锻炼身体，好好陪陪家人，正好有时间完成平时没空写的文章……所以，我们平时也要注意培养自己积极乐观的心理品质，凡事多往好的方面想。

（三）内归因人格

这部分人通常会认为所有不好事情的发生都与自己有关系。如果自己先感染了，然后家人或周围人也发生感染，他们就会坚信都是因为自己不好，把病毒传给了他人；如果他们自己没感染，而家人发生了感染，他们就会坚信是自己没有照顾好家人而导致家人感染，为此陷入深深的自责不能自拔，甚至对自己充满愤怒，根本看不到还有其他很多原因都可以导致这些事情的发生。我们看问题要习惯从不同角度、不同层面去看，也要适当寻找帮自己解脱的理由。

此外，以偏概全、两极化、选择性提取的思维以及给自己和他人随意贴标签等认知特点也会给我们在疫情下的一些消极情绪带来影响。

三、怎样征服这些打败我们的思维

在新冠肺炎疫情之下，人人都面临感染的风险，人人都遭受疫情带来的各种损失，会出现担忧、焦虑、紧张等情绪，这些都是正常的情绪反应。但是，如果在这些本就痛苦的情境之下，再因为一些消极的思想额外增加一些不必要的苦楚就是不恰当的了。例如，一个人本就很不幸感染了新冠肺炎，如果他还要在这个痛苦的基础上加上“都怪我太不小心了，给家人、给医院添了这么大的麻烦”“上天对我太不公平了，我平时做那么多好事还得病了”等负面思维，会进一步增加不必要的痛苦。这时，我们就需要想办法克服它。

我们已经清楚了使我们难过的是我们对自己所面临处境的想法和观念，那么，接下来我们就要采取辩驳的方法来克服这些不符合事实的想法和观念。有效辩驳的一个前提是我们的思想要能够变通而不能固化。

希望我的工作和生活不要被某些突如其来的事情扰乱，希望我和我的家人都不要感染新冠肺炎，希望我和我的家人很快就能好起来，希望事情都按照我希望的样子发展，这些想法都是合情合理的。但是，我们要能够变通，要能够接受不如意的现实，要能够以更灵活的方式看待问题。

首先我们要能充分认识自己的想法和情绪。其实要做到这一点没有我们想象的那么容易，我们很多时候只知道自己很烦躁、很难过，但是这种烦躁的情绪到底是什么，是什么原因或者想法让自己烦躁，我们可能就分不清楚了，当然也就找不到解决自己烦躁的方法。

建议大家从以下3个方面来理清这个问题：

首先，仔细想想最近都发生了一些什么事情。例如，在这次疫情下，你不能出门了，不能出门有些重要的事情就不能处理了。

其次，再看看你对最近发生的事情有什么想法或信念。例如，对于不能出门处理某件重要的事情，你可能会想“如果这件事情没处理好，那么我就是一个失败的人，我的将来就完蛋了”。

最后，再体会一下你有什么样的感受。在这样的想法的控制下，你可能会体会到挫败感、无力感，甚至会有对自己的悔恨（我为什么早几天不去处理好）和对他人的愤怒（那些不戴口罩出门的人真可恶）等。

我们清楚了自己的想法和让自己烦躁的情绪或感受，我们也知道情绪是由我们的想法产生的，那么接下来再来介绍如何通过调整我们这些不太符合现实的想法，达到帮助缓解痛苦情绪的目的。

具体可以通过问自己以下几个问题来帮助操作。

（一）对我有什么好处？

例如一个感染新冠肺炎的患者在确诊后很恐慌，感觉天都要塌下来了，因为他认为“感染新冠肺炎就会有生命危险”“感染新冠肺炎是一件很糟糕的事情”“感染新冠肺炎是一件羞耻的事情，别人会看不起我”等。这时，我们可以问一下自己：“我的这些想法对我来说有什么好处？”“我天天这么恐慌，对我来说有什么好处？”“我这些想法和恐慌的情绪对疾病的治疗和身体的康复有什么好处？”通过这么自我发问，我们就会发现，这些想法和情绪无论从哪方面考虑，对我们来说都没有半点好处，我们可能会产生新的想法如“这只会让我更加难过痛苦，对我身体的康复更加不利”，那很有可能我们就会考虑变通原来的想法，至少会有所动摇。

（二）我的这些想法是真的吗？

我们还可以问问自己：“我的这些想法哪些是事实，哪些是自己臆想的？”“我有证据证明我的想法是事实吗？”通过问自己这些问题，我们会发现原来很多事情是自己臆想出来的，没有事实依据。例如针对“感染新冠肺炎就会有生命危险”这一想法，通过以上一问我们会发现“原来感染以后绝大多数人都是没有生命危险的”。

（三）结果还可以改变吗?

我们可以问自己：“疫情已经发生的事实可以改变吗？”“我已经感染了的事实可以改变吗？”“我已经把病毒传给了我的家人，这一结果还可以改变吗？”通过这么一问我们就会发现，这些既定事实无论怎样都是不能改变的，只有接纳它，一旦能够接纳了，情绪自然就会通了。而且，我们可能还会想到，疫情已经发生、已经被感染的结果等已无法改变，但可以改变的是，我们可以通过自己的行动让疫情尽早得到控制，可以通过与医生积极配合让自己的身体早点好起来。

（四） 我还可以怎样想?

除了原来的那些想法，我还可以怎样想呢？这是一个值得深思的问题。也许，你还可以这样想：

“疫情期间不能工作，正好可以好好休息一下，好好陪陪家人。”

“以前自己很想做的某件事因为没时间一直没做，正好可以利用这段时间来完成。”

“这次染病提醒了我，以后要注意多锻炼身体了，有些不健康的生活方式要改改了。”

“我真幸运，及时发现，及时治疗了。”

“真庆幸没有变得更严重。”

“我当然希望我和我的家人都能永远不生病，但是事实上是不可能的。”

“我把病毒传给了家人，我感到有点遗憾，但是我也不想这样的。”

“事实上我的家人并没有责怪我把病毒传给他们了。”

“我已经尽力照顾好我的家人了，但是每个人都会有疏忽的时候。”

其实，一个人的认识受自己多年来的经历、所受的教育、工作和生活的各种环境、生物学的特性等多方面的影响，不是说改变就能改变的。因此，这种环环相扣的自我发问的形式，就会让我们在不知不觉中一步一步动摇，直到从心底发生改变，重新建立起一种合乎逻辑的、符合现实的、有益于我们身心健康的认知模式。

最后送给大家一句话共勉：“我哭泣，因为我没有鞋，直到有一天我遇到一个人——他没有脚。”

（陈琼妮）

第二十五章
改善应对方式

新春伊始，突发的新冠肺炎疫情打乱了所有人的生活节奏，回家过年的喜悦也被疾病的阴影冲淡，走亲访友被隔离在家所替代。当你面对突如其来的重大压力时，你是怎么应对的？准备一个居家隔离的生活计划？向你的朋友们倾诉？回避或拖延面对疫情蔓延的情景？或是通过食物暂时安慰自己，借助酒精、烟草麻痹自己，回避你对病毒的恐惧？

面对新冠肺炎疫情的来袭，每个人都有自己不同的应对方式，从而产生了不同的情绪感受和结果。本章接下来的内容主要介绍什么是应对方式，面对压力情境为什么会出现不同的应对方式，面对新冠肺炎疫情有哪些不良的应对方式及其可能的后果，我们又该如何积极、有效、健康地应对新冠肺炎疫情。

一、应激和应对方式

在物理学中有一种现象：当一个充满气体的气球遇到外力或高压时会爆炸，这个外力称为压力。如果一个人遭受急剧、严重的心理社会应激因素后，产生紧张、恐惧等问题，心理学上称之为应激。如在山林里迎面遭遇一只老虎，此次新冠肺炎疫情暴发，在车祸中丧失亲人等，都可以成为应激性事件。人在感受到威胁与挑战时机体会发生急性应激反应，这是一种“内置的”对情绪刺激的先天反应，一般有“搏斗”“逃跑”和“僵住”三种反应模式。从宏观角度来看，适度的精神应激可以提高个体的警觉水平，有利于个体的生存；而过度的精神应激则可能给个体带来创伤，成为一些应激性精神疾病的直接病因。

研究表明，人处于应激状态时，会产生紧张、烦躁、恐惧、焦虑、愤怒等负性情绪，此时个体为适应压力环境或情境，减轻应激压力和消除这些负性情绪，会采取一些在其成长过程中逐渐形成的习惯性方式进行应对。在心理学上，“应对”是指个体对生活事件以及因生活事件而出现的自身不稳定状态所采取的认知和行为措施，又称为应对策略，这就好比是我们大脑中内置的故障排除程序，作用是保持个体最佳运行状态，避免出现心理危机（负性情绪、耗竭或倦怠等）。

二、面对压力，我们为什么会出现不同的应对方式

心理学家认为，应对机制因人而异，因时而异。不同的人会使用不一样的策略来应对困境；即便是同一个体，也会使用不同的应对策略来应对不同时期的相似压力源。这是因为个体的应对方式受自身个性特征和既往应对经验的影响。从应对策略与个性的关系来看，可能存在一些与个性特质有关的、相对稳定的和习惯化了的应对方式。例如，日常生活中有些人习惯幽默，而有些人习惯回避。一个外向、亲和力较高的人倾向于通过找帮手与沟通解决危机或麻烦，而一个内向

孤僻的人倾向于选择自我努力或回避问题的应对方式。过往应对经验也会影响我们面对当前压力情境时采取的应对方式，无论这种经验是成功的还是失败的。例如，以前亲身经历过SARS事件的医护人员在面对此次新冠肺炎疫情时可能比未经历过的人更加警惕小心，更加注重自身防护。

应对方式可以是积极的也可以是消极的，这取决于应对方式是增强还是损害了个体的心理健康水平。积极的心理反应会刺激大脑皮层，使觉醒水平增加，感觉灵敏，知觉准确，认知评价清晰，注意力集中；而消极的心理反应会出现过度紧张、焦虑不安，认知水平降低，情绪波动大，判断力与决策能力降低。积极应对方式可以帮助我们平息内心的“狂风暴雨”，将恐惧转化为信心。有些回避性的应对方式短期内可能有利于保持个体的心理平衡，但从长期来说却有害。你是否见过某些人因为“悲伤”而狂吃好几桶冰淇淋？或如中国人常言的“借酒浇愁愁更愁”。忽略问题存在可能暂时有效，但接纳问题存在并制订相应计划才是长远之法。

三、面对疫情，有哪些常见的不良应对方式

（一）心存侥幸，盲目自信乐观，疏于防护

在新冠病毒开始传播的时候，有很多新闻报道了一些人从疫区返家后，继续参加各种社交活动，最后被确诊为新冠肺炎，且导致多人被感染或隔离。这些人往往带着这样的侥幸心理：“新冠肺炎怎么会落到我的头上？”“我平时身体好得很，怎么会感染新冠病毒？”在新冠病毒还未被科学家完全了解的情况下，这样一些盲目自信乐观的心态，导致他们对新冠病毒可能带来危害的警觉性不够，

未采取积极有效的防护措施，如出门不佩戴口罩，出入各种公共场合进行社交活动等，如果不小心“中招”，对自己和他人都非常危险。

（二）否认和歪曲事实，逃避现实，自怨自艾

面对如此重大的公共卫生事件，有些人会难以接受，尤其是得知自己患上新冠肺炎的患者，短期内可能会无法面对，而采取否认和压抑的心理防御机制以逃避现实。在心理学中，否认指无意识地拒绝承认那些不愉快的现实以保护自我，它是最原始最简单的心理防卫机制。例如：小孩打破东西闯了祸，往往用手把眼睛蒙起来；癌症病人初期否认自己患了癌症；妻子不相信丈夫突然意外死亡等。否认和逃避现实短期内有利于个体保持心理的平衡，避免内心受到严重冲击而出现失衡。但是长期不接纳疫情发生或自己患病的事实，总是纠结于“如果……就好了”“为什么得病的是我”此类问题，而对当下应采取的措施无动于衷，自怨自艾，或拒绝治疗，自暴自弃，则会耽误治疗，不利于个体调动自身机体资源应对疫情或疾病的挑战，还会严重消耗个体的心理资源。

（三）转移替代，无节制地发泄情绪，甚至出现敌对与攻击行为

疫情刚开始时，很多人恐慌焦虑、手足无措：有的人可能产生对他人的一些绝对化的想法，有的人因为患病而一时住不上院，有的人因为发热而被要求严格限制在隔离点……对于这些因疫情受到不利影响的个体而言，出现愤怒、恐惧的情绪情有可原，然而当愤怒、恐惧的情绪失控，无法通过正常途径进行疏泄，而将情绪无端发泄到家人或弱者身上，出现指责、苛求他人等言行时，可能会对他人造成伤害，也会影响自己的人际关系。在心理学上，这是被称为“转移”的心理防御机制，是指将某种情境下是危险的情感或行动转移到另一个较为安全的情境下释放出来，通常是把对强者的情绪、欲望转移到弱者身上。例如，把对疫情控制不力的愤怒发泄到为自己诊治的医护人员身上，撕毁医护人员的防护服；因

对疫情控制不力感到愤怒和不满，在家中对亲人发泄等。

（四）时刻关注疫情相关的信息，生活和情感被疫情裹挟

“我本来不怎么紧张的，但看了手机上这么多信息，越看越紧张担心。”“不看手机也不知道干什么，但是一看心情就开始跌宕起伏，结果更焦虑。”……疫情当前，很多宅在家的人都会有这样的感受。面对新冠肺炎疫情这场没有硝烟的战争，多方媒体密集地进行报道，拿着手机的人不可避免地要大量接触与疫情相关的信息，或片面或负面，造成心态波动。如果对这些信息过分关注，可能会引起强烈的情绪反应，甚至可能陷入密集信息流带来的“替代性创伤”。“替代性创伤”是指看到别人的痛苦，甚至只是想象到别人很痛苦，导致自己陷入对方的情绪，感受到强烈的恐惧、内疚。

无节制地接收负面信息，对心理健康和防控疫情没有帮助，还会扰乱自己的生活节奏，丧失对自己和生活的掌握感。例如，原本三餐正常，现在茶饭不思；日夜颠倒，变得很难入睡，很难起床；总想看手机，无法集中精力做事，无法给予家人关怀，影响履行家庭责任。这些情况会影响人的认知（如突然间觉得周围很糟糕）、动摇安全感（无法掌控人生、生活）、不信任他人、想起过去的痛苦事件等。

（五）放纵自我，沉溺于各种成瘾行为

本次新冠肺炎疫情的暴发给人们带来了巨大的冲击，全国大多数省份的民众不得不进行居家隔离，在这样持久的“疫情压力+居家隔离”应激状态下，容易产生紧张、烦躁、恐惧、焦虑、抑郁、孤独等负性情绪。各种成瘾行为很容易被处于应激状态的个体当作应对方式，如过度抽烟、喝酒，吸毒，赌博的发生率大为增加，这就是“应激易化成瘾”。这种诉诸某些自我安慰行为习惯（如暴食、过度观看电视、沉迷于网络游戏）的应对策略也是典型的非适应性应对方式，在

类似活动中寻求暂时的安慰是一种知觉错误，长期无节制地沉溺于此种不健康的舒适区，只会导致更多的痛苦情绪，也会给自己的身心健康带来不利影响。

四、面对疫情，我们该如何积极有效地应对

（一）接纳自己的情绪，合理宣泄

有时候我们心情不好，旁人能观察到我们唉声叹气、愁眉不展、焦躁不安，但我们自己可能并没有察觉，反而深陷其中。及时察觉到这种不良情绪有利于我们及时调整，时刻提醒自己注意“我的情绪是什么”。例如当你因看到某些人员防疫不力而在网络随意谩骂时，问问自己“为什么这么做？我有什么感觉？”当你察觉到自己的愤怒情绪时，你就可以对自己的愤怒做更好的处理。应激情绪是人类面对危机的自然反应，适当的应激可以帮助个体较好地应对或回避危机事件，无须因自身目前的焦虑、抑郁、愤怒等情绪而自责，甚至自我贬低。过分压抑情绪反而会带来不好的结果，会使情绪困扰加重；而适度宣泄则可以把不良情绪释放出来，从而使不良情绪得到缓解。可尽情地向至亲好友倾诉自己的不平和委屈，反复诉说、哭泣以减轻内心的悲痛，也可以通过写日记表达自己的情绪和想法，还可以通过做体育运动、做家务、听音乐、唱歌等方式发泄，一旦发泄完毕，心情也就随之平静下来。需要注意的是宣泄不良情绪应以不伤害自己和他人为原则，增强自制力，采取正确的方式，选择适当的场合和对象，以免引起意想不到的后果。

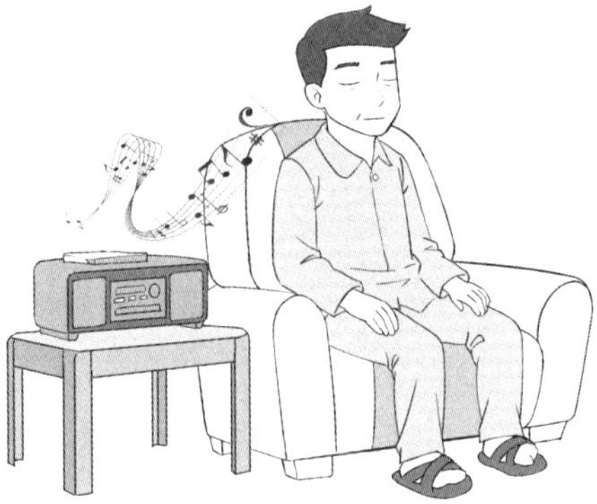

通过听音乐合理宣泄情绪

（二）正确认知，调整心态，转换角色，积极应对

树立正确认知，学会接纳现实，理性、客观地认识疫情信息，有助于稳定自己的情绪状态，进而帮助我们采取科学有效的措施积极应对，适应疫情带来的改变。普通群众应通过官方网站等权威途径，了解有关新冠肺炎的知识，对疾病有基本的认识，掌握疾病的传播途径，做好自身的防护。客观理性地认识疾病、了解疫情，既不要将疫情过度灾难化，也不要盲目乐观，应积极响应号召，配合做好防护工作，戴口罩，勤洗手，勤通风，居家隔离，不参加聚会。注意每天的信息，留意事实和数据，根据事实，判断自己的担忧是否合理。已被确诊的病人，也应该认识到新冠病毒的传染性虽强，如果治疗及时得当，治愈的可能性很大，整体预后较好。患者应学会正确评价自己的病情和估计预后，转换自己的角色，积极配合医护人员治疗，树立康复的信心。

（三）规律作息，转移注意力，找回掌控感

面对疫情信息的全方位轰炸，我们的注意力往往过度聚焦于负面的信息而忽视生活中的其他事情，焦虑恐慌情绪给我们带来不安全感和失控感，扰乱了我们正常的生活作息。这时候，放下手机，适当地“充耳不闻”，限制自己对疫情信

息的过分关注，制订生活作息表，列出一张自己愿意做、能给自己带来愉悦情绪的To-do清单并执行它，将注意力拉回到当下自己能做的事情上，可以使自己由烦躁不安转为镇定，也有利于增加我们对生活的掌控感和内心的安全感。例如：允许自己哭一哭，洗个热水澡，做一次瑜伽，为家人做一道拿手菜，与朋友视频聊天，记录一下“休闲时光”，看一本书等。

（四）劳逸结合，适当运动，学会放松但不放纵

无论是居家隔离的群众，还是在一线战斗的医护人员，都存在不同程度的担心和焦虑情绪。当我们处于紧张状态时，可以学习使用一些呼吸放松、安全岛、正念冥想等放松技术（具体见第二十六章至第二十九章），帮助自己疏解压力，改善情绪。另外，运动是最简单最有效的压力管理方法之一，运动可以促使大脑分泌内啡肽，让人心情放松，变得开心起来，还可以提高我们的免疫力。大家可以根据自己的条件，适当定期安排一些运动项目，也可以加入网络运动小组，在团体的支持和督促下共同开展运动锻炼（具体见第三十章）。总而言之，面对疫情带来的压力和不良情绪，要让自己的生活动静结合，劳逸结合，找到适合自己且符合兴趣爱好、有毅力坚持的活动，而不能过度放纵，沉溺于网络游戏、喝酒、赌博、抽烟等成瘾性活动中。

（五）保持社会连接，必要时寻求专业帮助

当人遭遇压力时，我们的机体会分泌一种名为催产素的物质，又被称为“拥抱激素”，它可以降低压力反应造成的心血管系统损害，还可以微调大脑的社交本能，促使我们找人倾诉，寻求支持，帮助我们增进人际互动，这种温暖的社会连接可以安抚我们的“情绪脑”，去抵御压力带来的不利影响。可以和家人、朋友、同事或同病房的病友多沟通和聊天，聊天时有关疫情的话题要适可而止，提倡多相互鼓励和打气。受到疫情影响不方便见面时，也可以通过电话、微信等

方式进行沟通。如果通过自我调适、寻求家人同伴支持都不能缓解不良情绪反应时，可以通过心理热线或线上咨询平台寻求专业人员的帮助，获得可靠的有关疾病和相关服务的信息，通过线上心理测评了解自己的心理问题和情绪状态，由专业人员疏导自己的负性情绪，并在专业人员的指导下进行调整，和医护人员共同努力，共渡难关。

（六）采用升华、利他和幽默的应对方式，转换负性情绪为正性行为

有些人看到人们遭受病毒的摧残，出现着急、愤怒或无助的情绪，若持续得不到有效疏解可能会对身心造成一定的负面影响。此时，可以通过“升华”（把欲望和冲动以另一种有建设性的方式表达出来）、“利他”（通过建设性为他人服务使自己感到满足）的方式转换疏泄自己的情绪和需求。例如：号召他人一起捐资捐物给疫区，报名做志愿者参与社区的防控工作等，通过这些行动使自己的负性情绪得以升华，给自己和身边的人带来正能量，为小区、为社会的防控工作带来积极的影响。还有些人因为居家隔离不能出门而产生苦闷、无聊或焦躁不安的情绪，也可以通过“幽默”（以幽默的语言或行为来应对紧张的情境或表达潜意识的欲望）或“升华”的方式疏泄，例如：有些人因为不能出门旅游，而拍摄家中一日游的搞笑视频，不但愉悦了自己的心情，也给周围的人带来了欢声笑语。

（汪健健）

第二十六章
放松训练

市民李先生，最近一段时间宅家不能出门，看到网上铺天盖地的关于新冠肺炎的消息，总是提心吊胆，着急上火，内心很焦虑。有时感觉心慌，胸闷，嗓子不舒服，担心是不是感染了；有时想“我要是感染了，我的孩子怎么办”。

面对这种焦虑、紧张的情况，除了接纳自己的情绪外，也可进行放松训练，从而有效地改善上述症状。

一、放松训练的定义

放松训练又称“放松疗法”或者“松弛训练”，是心理治疗行为疗法中使用最广的技术之一，指按照一定的训练程序，学习有意识地控制或调节自身的心理生理活动，使自己的思想、情绪和肌肉都处在一个不紧张或松弛宁静的状态，以降低机体唤醒水平、调整因紧张刺激而紊乱的机体功能。通过主动地松弛肌肉及放松精神，缓解肌肉痉挛、缓解疼痛、降低身体和心理应激、调节自主神经、改善睡眠，达到自主控制全身肌肉的紧张程度，保持心情平静，缓解紧张、恐惧、焦虑等负性情绪的目的。

这次新冠肺炎疫情发生得又突然又紧急，让大家措手不及，在不知道这场灾难何时结束的情况下，人们难免会产生焦虑和烦闷的情绪。面对当下的疫情，心理产生焦虑、紧张、恐慌的情绪都是非常正常的，所以我们要学会接受自己的这种情绪反应。这种情绪反应对我们的身心健康有一定的积极意义，它可以保护我们更好地启动应激机制。但是，过度的担心又会对我们的身体造成损害，所以在接受和接纳自己的这种情绪的同时，保持良好的心态是很重要的。如何减轻自己的压力是我们每个人都应该关心的问题，因为当身体感到压力时，它会进入“战斗”模式，虽然这有助于我们处理一些紧急情况，但如果因疫情不断激发我们的反应，会导致身体出现一系列问题。而放松训练作为一种简单易学的调理方法，练习和运用非常方便，在心理健康领域广泛应用，在应对新冠肺炎疫情时更是能够快速缓解人们的焦虑、恐慌情绪。

二、放松训练的基本过程和注意事项

（一）基本过程

（1） 房间准备：室内整洁，光线柔和，温度适宜，安静舒适，不受任何干扰；房间里必须有一张床、沙发或比较舒适的靠背椅。

（2）音乐准备：选择轻松、缓慢、柔和的音乐背景，低声播放，音乐节拍以每分钟约60拍为宜。

（3）身体调适：训练前可少量进食，但应排空大、小便，宽松衣带、鞋带和颈部的衣扣，坐在舒适的椅子上，头向后靠，双手放于椅子扶手上或自然下垂置于腿上，两腿随意叉开相距约15厘米，整个身体保持舒适、自然的姿势。

（4）放松过程：闭上眼睛，集中注意力，用意念调节呼吸和身体姿势来促使自己进入松静状态；或者跟着音乐指导语，温柔而又坚定地去聆听、去照办。

（二）注意事项

（1）第一次做放松训练时，应给求助者做示范，减少其焦虑；

（2）放松训练的方法有很多种，可以单独使用，也可以联合使用，但一般以1～2种为宜；

（3）放松疗法的关键就是放松；

（4）求助者在做放松训练时，需避免各种干扰；

（5）放松的引导语有口头和录音两种；

（6）放松疗法对想象力强、易受暗示的求助者效果好，反之效果不明显；

（7）放松训练最重要的一点是在日常生活环境中可以随时做到随意放松。

三、放松训练的类型

（一）呼吸放松训练法

呼吸放松就是要在紧张、焦虑等情绪出现时，通过主动调节自己的呼吸，使身体得到放松，从而达到改善紧张、焦虑等情绪的目的。

准备动作：呼吸放松有三种准备姿势。坐姿：坐在凳子或椅子上，身体挺拔，腹部微微收缩，背不靠椅背，双脚着地，并与肩同宽，排除杂念，双目微闭。卧姿：平衡地卧在沙发上，双脚伸直并排，双手自然地伸直，放在身体两侧，排除杂念，双目微闭。站姿：站在地上，双脚与肩同宽，双手自然下垂，排除杂念，双目微闭。

注意事项：吸气要深而饱满，也就是说吸气的量要尽量大，使自己的腹部有鼓胀感；呼吸的频率要缓慢、有节奏，无论此时你是站着、躺着还是坐着，都要尽量使自己有轻松舒适感；每次呼气，可以在脑海中默念“放松”或者“安静”，想象自己的身体正在放松，并且变得温暖、轻松。

下面，我们列出了两种不同的呼吸练习。每一种练习都举例说明了呼吸对人体能量的影响。做下面的练习时，你可以采取坐姿或站姿，眼睛或睁或闭都可以。

1. 呼吸振作法

放松指导语：精神集中于你的鼻子，感受你的呼吸过程；一边缓慢地通过鼻腔深吸一口长气，一边在心中慢慢地从1数到5；屏住呼吸，从1数到5（约5秒钟）；5秒钟以后，缓慢地用鼻腔呼气，呼的时候，心中慢慢地从1数到5。重复以上过程7次。

做练习的时候，注意感受你身体的变化。反复练习，次数越多，你越能感到心情平静，精神集中，充满活力，全神贯注。记住：要随时随地练习这项呼吸方式。

2. 腹式呼吸放松训练法

我们平常的呼吸，都是靠肺部的运动进行的。深呼吸能有效地放松心身，进行腹式呼吸练习，更能使个体保持心情平静，缓解过度紧张、恐惧焦虑等。

大家可能都有过这样的体验：当我们心情紧张、焦虑时，不仅大脑会紧张、焦虑，而且呼吸也会变得急促，特别是心脏跳动也会随之加快。如果我们能够采取一定的方法，先让我们的呼吸变得顺畅了，那么我们的心脏跳动会平缓下来，情绪的紧张、焦虑也会随之消失。实践证明，腹式呼吸放松训练确实可以达到这样的目的。

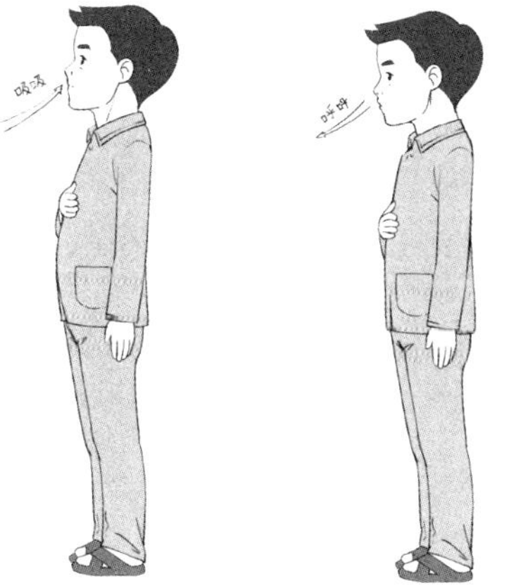

腹式呼吸放松训练法

腹式呼吸放松训练，是把注意力集中在腹部，并用腹部呼吸，使胸腔和肺部充入更多的氧气。

腹式呼吸放松训练过程：练习的时候可以采取坐姿、站姿或卧姿，眼睛可以睁着，也可以闭着；要尽可能让自己觉得坦然、舒服；将意念集中于你的腹部（肚脐下三厘米到丹田区间），并将注意力集中于你的呼吸上；把一只手放在腹部，缓慢地通过鼻腔深吸一口长气，同时心中慢慢地从1数到5；当你慢慢地深吸一口长气时，尽力扩充腹部，想象着一只气球正在充满空气，到位时，肺尖会充满空气；屏住呼吸，心中默念“1——2——3——4——5”；慢慢地通过鼻腔呼气，同时心中默念“1——2——3——4——5”；呼气时要慢慢收缩腹部，想象着一只气球在放气；可慢慢弯腰吐气至90度，将肺部的空气完全吐出；要感觉前腹与后背快要碰到一起；空气完全吐出的感觉像是快要窒息，必须要赶快吸气。重复以上过程7次。

只要一有时间，就争取多做几次腹式呼吸放松训练。如果你坐在桌子前，感到疲倦了，做一做腹式呼吸放松训练，或者躺在床上做一做。只需做几分钟，就能大大改善你的情绪。

（二）渐进性肌肉放松法

渐进性肌肉放松训练法（PMR），最早由美国生理学家艾德蒙·捷克渤逊（Edmund Jacobson）于20世纪30年代创立，后来逐步完善，广为应用，是目前一种良好的放松方法。它的具体做法是通过全身主要肌肉收缩—放松的反复交替训练，使人体验到紧张和放松的不同感觉，从而更好地认识紧张反应，并对此进行主动的放松，最后达到身心放松的目的。因此，这种放松训练不仅能够影响肌肉骨骼系统，还能使大脑皮层处于较低的唤醒水平，并且能够对身体各个器官的功能起到调整作用。在日常生活中，当人们心情紧张时，不仅情绪上紧张、恐惧、害怕，而且全身肌肉也会变得沉重僵硬；但当紧张情绪缓解后，沉重僵硬的肌肉也可通过其他各种形式松弛下来（如睡眠、按摩等）。基于以上原理，渐进性肌肉放松训练法就是使个体能随意放松全身肌肉，以达到随意控制全身肌肉的紧张程度，保持心情平静，缓解紧张、恐惧、焦虑等负性情绪的目的。

（1）条件要求：

环境：房间安静整洁，光线柔和，周围没有噪声。

声音：训练时，一般是用语言指示患者放松，说话的声音一般是低沉、轻柔和舒缓的。

姿势：卧位、坐位、站位皆可，只要自己感觉舒适即可。

（2）准备工作：准备一些轻松、缓慢、柔和的音乐，患者在训练前可少量进食，但应排空大、小便，宽松衣带、鞋带和颈部的衣扣。坐在舒适的椅子上，头向后靠，双手放于椅子扶手上或自然下垂置于腿上，两腿随意叉开相距约15厘米，整个身体保持舒适、自然的姿态。

（3）操作步骤：首先，紧张你的肌肉，注意这种紧张的感觉；保持这种紧张感3～5秒钟，然后放松10～15秒钟；最后，体验放松时肌肉的感觉。经过渐进性肌肉放松训练法训练之后，一般都会感到头脑清醒、心情平静、全身舒适、精力充沛。

下面具体地给大家讲授渐进性肌肉放松训练法的程序：

“我现在来教大家怎样使自己放松。为了做到这一点，我将让你先紧张，然后放松全身的肌肉。紧张及放松的意义在于使你体验到放松的感觉，从而学会如何保持松弛的感觉。

“下面我将使你全身的肌肉逐渐紧张和放松，从手部开始，依次是上肢、肩部、头部、颈部、胸部、腹部、臀部、下肢，直至双脚，依次对各组肌群进行先紧张后放松的练习，最后达到全身放松的目的。”

第一步：

“深吸一口气，直到不能再吸入为止，保持一会儿。

“好，请慢慢地把气呼出来，慢慢地把气呼出来，吐得越干净越好。

“现在我们再做一次。请你深深吸进一口气，保持一会儿，保持一会儿。

“好，请慢慢把气呼出来，慢慢把气呼出来。”

第二步：

“现在，请伸出你的前臂，握紧拳头，用力握紧，体验你手上紧张的感觉。

“好，请放松，尽力放松双手，体验放松后的感觉。你可能感到沉重、轻松、温暖，这些都是放松的感觉，请你体验这种感觉。

“我们现在再做一次。”

第三步：

“现在弯曲你的双臂，用力绷紧双臂的肌肉，保持一会儿，体验双臂肌肉紧张的感觉。

“好，现在放松，彻底放松你的双臂，体验放松后的感觉。

“我们现在再做一次。”

第四步：

“现在向内收紧你的双肩，用力内收，保持一会儿，保持一会儿。

“好，放松，彻底放松。

“我们现在再做一次。”

第五步：

“现在上提你的双肩，尽可能使双肩接近你的耳垂，用力上提，保持一会儿，保持一会儿。

“好，放松，彻底放松。

“我们现在再做一次。”

第六步：

“现在开始注意头部肌肉。

“请皱紧额部的肌肉，皱紧，保持一会儿，保持一会儿。

“好，放松，彻底放松。

“现在，请紧闭双眼，用力紧闭，保持一会儿，保持一会儿。

“好，放松，彻底放松。

“现在，转动你的眼球，从上，到左，到下，到右，加快速度；好，现在从反方向转动你的眼球，加快速度；好，停下来，放松，彻底放松。

“现在，咬紧你的牙齿，用力咬紧，保持一会儿，保持一会儿。

“好，放松，彻底放松。

“现在，用舌头使劲顶住上颚，保持一会儿，保持一会儿。

“好，放松，彻底放松。

“现在，请用力将头向后压，用力，保持一会儿，保持一会儿。

“好，放松，彻底放松。

“现在，收紧你的下巴，用力向内收紧，保持一会儿，保持一会儿。

“好，放松，彻底放松。

“我们现在再做一次。”

第七步：

“现在，请注意躯干部肌肉。

“好，请往后扩展你的双肩，用力往后扩展，保持一会儿，保持一会儿。

“好，放松，彻底放松。

“我们现在再做一次。”

第八步：

“现在，请紧张臀部的肌肉，丹田部（肚脐下10厘米左右）用力上提，用力，保持一会儿，保持一会儿。

“好，放松，彻底放松。

“我们现在再做一次。”

第九步：

“现在开始放松大腿部肌肉。

“请用脚跟向前向下紧压，绷紧大腿肌肉，保持一会儿，保持一会儿。

“好，放松，彻底放松。
“我们现在再做一次。”

第十步：
“现在，请向上抬起你的双腿（先左后右或先右后左均可），用力上抬，弯曲你的腰，用力弯曲，保持一会儿，保持一会儿。
“好，放松，彻底放松。
“我们现在再做一次。”

第十一步：
“现在开始放松小腿部肌肉。
“请将脚尖用劲向上翘，脚跟向下向后紧压，绷紧小腿部肌肉，保持一会儿，保持一会儿。
“好，放松，彻底放松。
“我们现在再做一次。”

第十二步：
“现在，开始练习如何放松双脚。
“好，紧张你的双脚，脚趾用力绷紧，用力绷紧，保持一会儿。
“好，放松，彻底放松你的双脚。
“我们现在再做一次。”

结束语：
“这就是整个渐进性肌肉放松训练的过程。现在，请感受你身上的肌群，从下向上，全身每一组肌肉都处于放松状态。

“请进一步注意放松后的感觉，此时你有一种温暖、愉快、舒适的感觉，并将这种感觉尽量保持1～2分钟。”

上面是渐进性肌肉放松训练的程序，在掌握这个程序之后，可自行练习，每日进行1～2次，每次15分钟，并持之以恒，循序渐进，坚持训练，最终会取得较好效果。

（三）心理放松综合训练法

美好的想象、轻松的音乐、适当的心理暗示，可以使人的心情轻松、思维开阔，使人的自信心增强。本训练将想象、音乐和暗示法融为一体。建议大家可以去聆听或收看相关的音乐放松的音频或视频。以下是操作程序。

1. 大脑思维准备

（语速缓慢而低沉的指导语）请清空自己的大脑，什么都别想。你的脑子里什么都没有想，一片空白；你什么都没有想，只能听到我说话的声音。现在，我要带大家去一个地方，一个洁净、壮美、高远的地方。那里，有蓝蓝的天、洁白无瑕的云、无边无际的雪。走进西藏，走进高原，走上雪山，走向阳光。也许，在那里，我们会发现天堂，发现理想。（反复提示约两分钟）

2. 进入想象放松

（与催眠诱导语气相同的指导语）好，请你轻轻地闭上眼睛，跟从我的指导语去想象。当我说的情景，在你的大脑中浮现的时候，请你轻轻地动一动你的大拇指。现在，请注意你的脚下。你的脚下，是一片广阔无垠的草原。草原很宽阔，很宽阔！看到了吗？（注意观察，是否大部分人在动大拇指）在你的周围，有许多小小的花，看到了吗？（注意观察）红色的，黄色的，蓝色的，白色的，还有橙色的，非常的鲜艳、美丽。看到了吗？（注意观察）有几只蝴蝶在飞舞。一只，两只，三只，四只，五只，一群美丽的蝴蝶。粉色的，黄色的，白色的，蓝色的，它们在自由地追逐、嬉闹。看到了吗?（注意观察）远处，有一群白白的羊儿，在慢悠悠地吃草。看到了吗？（注意观察）再往远处看，有一座高高的山，雪山。走过去，让我们一起走过去。我们一起，迈着轻快的脚步，走向那座山。

我们轻快地走着。旁边，一条小河，河水清澈见底，缓缓地流动。几片小小的树叶，漂浮在水面，随着河水，轻快地游走。我们越走越高，越走越高。回头远望，我们已经站在高高的地方，俯瞰草地、羊群，它们已离我们很远很远。往上走，继续往上走。天越来越蓝，越来越蓝；云越来越近，越来越近；阳光，暖暖的，照在我们的身上；微微的风，轻轻地吹在我们的脸上。雪，洁白的雪，就在我们的脚下，我们的面前，出现了一个冰清玉洁的世界。往上看，两只雄鹰，在天空中翱翔，它们一会儿绕进云层，一会儿飘浮在蓝天。到了，到了，我们终于到了山的最顶峰！登高望远，在远处，还有许多的雪山，苍苍茫茫，无边无际。

3. 进入音乐放松

（与催眠诱导语气相同的指导语）仔细听，有歌声从远远的地方传来。好像歌手李娜在放声歌唱——《走进西藏》。仔细听，你就能够听得到。

4. 进入语言暗示

（由催眠诱导相同的指导语到坚定而低沉的语气）很安静，很美丽，我们感到了从未有过的安静与美丽。刚才，我们一起登上了一座高高的山。它很高、很远，但是我们走过了。其实，新冠肺炎疫情也是一座山，我们有信心，有能力，也一定能够走过！（略停约半分钟）

5. 进入唤醒阶段

（坚定而低沉的语气）当你睁开眼睛的时候，你会觉得很舒服，你会更加有信心。请大家慢慢地睁开自己的眼睛，回到现实的场景里来。

放松训练适应于脑力劳动者练习，可以快速消除大脑的疲劳；适应于体力劳动者练习，可以快速消除肌体的疲劳。新冠肺炎患者练习放松既可缓解焦虑紧张的情绪，又可减轻因疾病带来的疲倦感。对难以入睡、睡眠质量差的患者，放松可以帮助其入睡。对“亚健康”人群，放松有特殊的调节、恢复和治疗作用。临床实践证明，放松对于治疗高血压、冠心病、青光眼、神经衰弱、胃肠病、哮喘等病，均有较好的疗效；对于各种原因引起的疼痛也能起到较好的镇痛作用。

（何莉）

第二十七章
冥想技术

冥想旨在改变人的意识，通过冥想，人能够进入一种宁静状态，这种状态丰富了人们对自我的认识，使人们达到良好的状态。简单地说，冥想就是停止意识以外的所有活动，让身心都达到一种忘我的境界。事实上，冥想是对心灵的一种净化，其状态与佛教的“入静”相似，入静不同于正常清醒状态，也不是睡眠状态，更不是万念俱灰，寂然无物，而是在修炼过程中，使思想宁静，意念集中，保持身体轻松，头脑有序。在冥想期间，人们采取某些身体姿势，如坐着或躺着，将注意力集中于自己的呼吸或身体上并加以感知。

一、冥想的益处

冥想不仅使脑细胞保持年轻活力，在调节神经、内分泌系统的同时，还可增强人体免疫功能。冥想还可以延缓衰老，预防疾病，帮助人体自我修护。普通人在经过一段时间的冥想练习后，能在不同程度上达到舒缓压力，释放焦虑、忧郁和愤怒等负面情绪的效果。在冥想过程中，人的内在情绪得到调整，达到平静快乐的状态。近年来，正念冥想的研究逐步转向增强幸福感、怜悯和共情，延缓老年人认知功能衰退，以及促进个体的身心健康行为调节能力和社会互动关系等方面。研究表明，一天两次约20分钟的冥想有降低血管阻塞概率的作用，同时，还可以降低心率衰竭和心绞痛的发病率。

总之如果你经常让大脑冥想，不仅会变得擅长冥想，还会提升你的自控力，提升你集中注意力、管理压力、克制冲动和自我认识的能力，并增强工作和生活的幸福感。

二、冥想的特点

（一）时间自由

花10～20分钟进行冥想并不是很困难的事情，早晚练习，体验它，不要过于纠结第一次冥想的效果如何，坚持训练，多试几次。

（二）空间自由

公园的草地上、宽敞的室内场馆中，或是舒适的椅子上，都是适合冥想的场所。在冥想时，周围的环境有些噪声是很正常的，学会适应，接受干扰。

（三）任杂念游荡

在冥想过程中最大的干扰来自自己的思想，会随时有各种想法冲入你的大脑，千万不要试着与这些想法做斗争，把注意力放到身体或呼吸上，用心去感知，不做任何评价。

（四）接受自我

当你的思想开始沉淀下来，你会体验到冥想的第一阶段：静思。开始觉察到身体上的感受，比如背部或关节紧张，出现焦虑或忧愁的情绪，试着去接受，接纳真实的自我。

三、冥想的具体步骤

（1）找一个安静、不受打扰的地方坐下。其间可以偶尔中断一下，但前提是不要分散注意力。背挺直，确保身体是舒适的，保持能量能够顺畅地通过身体的每一条通道。

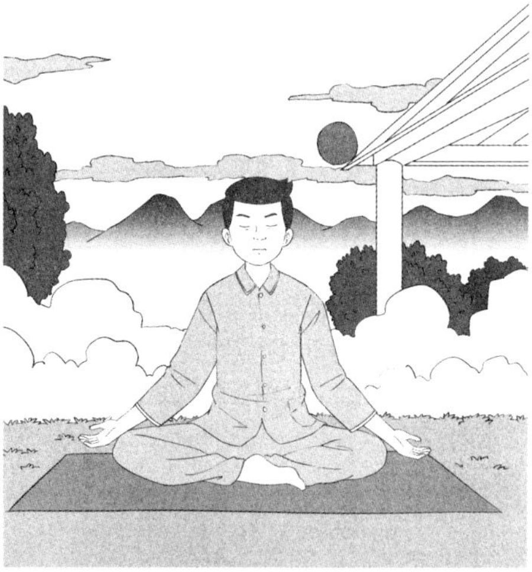

冥想

（2）做几次深呼吸，放松，允许自己被引导并进入一个平静的冥想状态。闭上眼睛，专注于呼吸，感受空气从你的身体流进流出。

（3）想象一种颜色，如金色、紫色或银色，并想象自己被这种颜色包围，这将帮助我们提高想象频率，使冥想更加深入。如果头脑中冒出很多想法，不必为此烦恼，允许它们停留，但无须关注它们。可以重复默念简单的语言，把注意力带回冥想中。

（4）继续倾听自己的呼吸，直到平静下来。告诉自己，无论是否有各种想法在脑海中穿梭，都能做到放松下来，找到安宁。

（5）体会所有的想法和感觉，想象美好的事物或者回忆美好的经历，让愉快的感觉充满全身。强化这种体验，最终化为内在动力。

（6）回想以前自己感到很强大的时候，再想象自己正面对一个变化非常剧烈的局面，让以前那种强大的感觉重新回到自己身上。同时，回想某个始终支持你的人，感受那种被支持、被欣赏、被信任的感觉。沉浸在内心强大的感觉中，并想象自己正面对挑战，仔细体会这种感觉并想象它充满了你的全身。给自己暗示：我感觉自己很强大！强大的感觉棒极了！

（7）回想和某个爱的人在一起的感觉，并不断扩展这种爱意，把很多人都包括进来，给予他们祝福，然后回想如果对方这么对自己，自己会是什么感觉，把这些感觉当作自己对自己的奖励并加以接收。

（8）正视自己的痛苦，把对他人的关心和良好的期盼都延伸到自己身上。把手掌贴在脸颊或者胸口，带着轻柔和温暖呵护自己，在意识深处对自己说："再次快乐起来吧!""让这些痛苦的时刻赶快过去吧!"

（9）当觉得冥想体验已经完成时，向所接收到的一切表达感恩，有意识地慢慢回到当下，并将想象频率逐渐降低到身体感到舒服的程度。当结束时，睁开眼睛。如果愿意，还可以做笔记帮助记忆这些经历，然后继续之前的日常，去做其他事情。

四、冥想引导语

可以选几段你喜欢的轻音乐，分别配上以下指导语，自己录制成冥想指导语。以下指导语中的省略号表示语音稍作停顿，语气轻柔、语速缓和为宜。跟随着指导语，你就可以随时做冥想了。

（一）呼吸冥想

呼吸冥想，也可称之为“意识呼吸冥想法”，是学习冥想中很基础且必不可少的一部分，是进入其他冥想的基础，也是初学者进行冥想练习的第一步。

引导语：请你找一个舒服的位置，坐着或躺着都可以，调整一下姿势，尽可能地让自己放松舒适。

好，轻轻地闭上你的眼睛，如果你是躺着，请把你的两只手自然地放在身体两侧；如果你是坐着，你可以把双手轻轻地放在大腿上，保持自然呼吸……

现在，请将注意力放在你的鼻孔，去感受你的一吸……一呼，保持自然呼吸。想象一下，每当你吸气的时候，感觉你的鼻孔在慢慢地吸入一些凉爽的、干净的、氧气充足的空气，将这些空气慢慢地吸入体内，直达你的肺部深处，你的整个肺部都充满了新鲜的空气。然后慢慢地呼气，呼出一股热热的、浑浊的气流，你的紧张、疲惫、恐惧、担心也都统统随着这股气流呼出……你的手和脚都变得松软起来，你全身都放松了。继续这样自然呼吸……你的鼻孔在慢慢吸入凉爽的、干净的空气，直达你的肺部深处，再慢慢地呼气，呼出一股热热的、浑浊的气流，你的紧张、疲惫统统随着气流呼出……随着你的呼吸，感觉你的身体变得越来越放松，心情也越来越平静……继续这样自然呼吸……感觉你的眉头放松了，脸部肌肉放松了，你的肩膀放松了，两条胳膊都松软了，感觉一下你的呼吸，吸……呼……，……放松你的背部……腰部……臀部，你的大腿放松了，小腿放松了，脚指头也放松了，感觉全身每一块肌肉都放松了，都放松了……越来越放松了……渐渐地，你的全身都放松了……都放松了……越来越放松了……就这样安静地休息一会儿吧……安全地、平静地、轻松地躺着或坐着，感受下此时的宁静、放松和安全。自然地呼吸……

现在，请将你的注意力转移到你所处的空间，活动一下双手，活动一下脖子，活动一下双脚，拍拍肩膀。好，当我数到3的时候请慢慢地睁开眼睛，1——2——3！睁开你的眼睛，回到现在来。此时的你，身体轻松，心情平静。

（二）音乐冥想：高山悟语

音乐冥想是一种意境冥想，随着音乐节奏和旋律让人产生美丽的画面感，让人有种身临其境的感觉，带着心旅行，从而达到身心放松。

引导语：请你躺好或者坐好，调整一下姿势，尽可能地让自己感到放松和舒服，闭上眼睛……深呼吸……想象一下，当你吸气的时候，你是在把身上的疲劳紧张和头脑中一切不愉快的念头统统聚集起来，而当你呼气的时候你是在把这些疲劳、紧张、不愉快的念头统统呼出去……随着你的呼吸，你的身体变得越来越放松了，越来越放松了，越来越放松了……想象一下……在你的面前……是一个发光旋转的球体……这个球体发出温暖柔和的光……发光的球体照在你的额头……额头开始微微地发热了……发热了……发热了……额头放松了……放松了……放松了……发光的球体照在你的面部，面部也开始微微地发热了……发热了……发热了……面部放松了……放松了……放松了……越来越放松了……发光的球体照在你的脖子和肩膀，脖子和肩膀也开始微微地发热了……发热了……发热了……脖子和肩膀都放松了……放松了……放松了……越来越放松了……发光的球体照在你的大臂，大臂也开始微微地发热了……发热了……发热了……大臂放松了……放松了……放松了……越来越放松了……发光的球体照在你的小臂，小臂也开始微微地发热了……发热了……发热了……小臂放松了……放松了……放松了……越来越放松了……发光的球体照在你的双手，双手也开始微微地发热了……发热了……发热了……双手放松了……放松了……放松了……发光的球体照在你的胸部和腹部，胸部和腹部也开始微微地发热了……发热了……发热了……胸部和腹部都放松了……放松了……放松了……越来越放松了……发光的球体照在你的背部和臀部，背部和臀部也开始微微地发热了……发热了……发热了……背部和臀部都放松了……放松了……放松了……越来越放松了……发光的球体照在你的大腿，大腿也开始微微地发热了……发热了……发热了……大腿放松了……放松了……放松了……越来越放松了……发光的球体照在你的小腿，小腿也开始微微地发热了……发热了……发热了……小腿放松了……放松了……放松了……越来越放松了……发光的球体照在你的双脚，双脚也开始微微地发热了……发热了……发热了……双脚放松了……放松了……放松了……越来越放松了……发光的球体照在你的全身，全身都在发热……都在发热……全身都放松了……都放松了……越来越放松了……越来越放松了……更加放松了……全身都没劲了……没劲了……没劲了……身体不想动了……不想动了……不想动了……身体变得越来越沉重了，越来越沉重了……越来越沉重了……身体慢慢地沉下去了，沉下去了……沉下去了……越沉越深了……越沉越深了……越沉越深了……你的周围变得越来越暗了，越来越暗了，越来越暗了……想象一下你现在走在一条山间小路上……这条小路一直通向高山的顶峰……仔细地看一看小路两边的景色……茂密的树林……阳光从树叶的缝隙照进来，照在你的身上……暖洋洋的，非常舒服……地上铺满了金黄色的树叶……仔细地感受一下，走在柔软的树叶上的感觉……深深地呼吸一下山林中新鲜的空气……再仔细地感受一下，清风吹在你身上的舒服的感觉……你越走越高了……越走越高了……空气也变得越来越新鲜了……抬头看一看，你已经离山顶不远了……你感到自己信心百倍……身体充满了力量……更加努力地向山顶走去……现在你已经登上了高山之巅……你的头顶是灿烂的阳光……脚下是朵朵的白云……极目远望，视野无限开阔……整个大地，都在你的脚下……此刻，你的心情无比地舒畅……敞开你全部的身心，投入这美妙大自然的怀抱中去……让你的想象力自由地发挥，去感受你最喜爱的自然景色，感受你生命中最美好时刻……音乐已经结束了，再仔细感觉一下，你站在高山之巅，带着这种感觉回到现实中来，感觉一下身下的床或者椅子，呼吸一下新鲜空气，想一想这间屋子的样子，活动一下双手……活动一下双脚，好，清醒啦！

（以上冥想引导语参考中央音乐学院高天教授的音乐冥想）

（三）正念冥想：身体扫描

身体扫描是一个与你的身体和心理建立联系的绝妙方法。请在一个轻松的、没有干扰的环境下做这个练习，我们建议你躺下来做身体扫描，但是如果你发现自己有睡意时，或者更喜欢坐姿或站姿，也可以选择坐姿或站姿。

引导语：在忙碌的一天中，这也许是你第一次休息，当你开始感受这个世界而不是匆忙地行动时，你才可能会注意到自己的各种感受。你没有必要进行判断和分析，也没有必要把事情弄清楚，只需要让你自己存在于此时此地。当你准备好时，慢慢地把注意力转移到呼吸上。现在开始注意呼吸，自然地呼吸，并且关注鼻尖和腹部。吸气，并且意识到你正在吸气；呼气，并且意识到你正在呼气。有时头脑可能会远离这种有意识的呼吸，当你认识到这些的时候，认同你头脑中所出现的想法，然后再回到对呼吸的关注，有意识地吸气和呼气。

现在，把你的意识从正念呼吸中逐渐撤出，准备进行身体扫描。当你扫描身体时，你可能会遇到一些紧张的区域。如果你能使它们放松，那就让它们放松；如果你不能，那就让这种感觉顺其自然，任其扩散到它们要去的地方。这既可以应用在身体感觉上，也可以应用在任何一种情绪上。当你扫描身体时，把注意力集中在身体的感觉上，以及可能由这些感觉而引发的任何想法或情绪上。请把意识转移到左脚的一个部位，这个部位是你能接触到地板的位置，它可以是后脚跟或者左脚的底部。感受一下你觉察到的，感受一下脚跟、大脚趾以及左脚的脚底。感受一下你的脚趾和左脚的顶端，感受下面的跟腱和上面的脚踝。

现在把你的意识转移到左腿的下部，感受一下小腿肚和小腿部分，同时感受一下它们与左腿膝盖的连接部位。把意识提升至大腿，感受一下大腿以及它和左边臀部的连接部位。

现在把意识从左边臀部撤回到左脚，再把它转移到右脚，把意识带到你右脚接触地板的位置，这个位置可以是后脚跟或者右脚的底部。感受一下你觉察到的，感受一下脚跟、大脚趾以及右脚的脚底。感受一下你的脚趾和右脚的顶端，感受下面的跟腱和上面的脚踝。

现在把你的意识转移到右腿的下部，感受一下小腿肚和小腿部分，同时感受一下它们与右腿膝盖的连接部位。把意识提升至大腿，感受一下大腿以及它和右边臀部的连接部位。注意所有的感受、想法和情绪。现在把意识转移入腹部，这是负责消化和吸收的部位，有意识地去感受内脏，并顺其自然。

现在把你的意识从腹部转移到尾椎骨，意识开始进入后背的下部、中部和上部。去感受你所觉察到的。让所有的紧张感放松，如果无法放松就顺其自然。

现在把意识转移到胸部，每当你呼吸时，感受一下胸部的扩张与收缩。现在慢慢地把意识从胸部撤回，并且把意识转移至左手的指尖，然后是手背，并上升至左手腕。意识继续进入前臂、胳膊肘部、左上臂，感受一下你所觉察到的。

现在把意识移至右手的指尖，然后是手背，并上升到右手腕。意识继续进入前臂、胳膊肘部、右上臂，感受一下你所觉察到的。让意识进入两个肩膀和腋窝，然后上升至颈部和喉咙。体验所有的感觉、想法和情绪。

现在把你的意识移入到下颚，然后慢慢地移到牙齿、舌头、嘴、唇。让各种感觉去它们需要去的任何地方，不要管它们。感觉进入脸颊、深入头部的窦孔通道、眼睛、眼睛周围的肌肉。感觉进入你的大脑，觉察一下此时有什么想法，无论什么想法都可以，只需要觉察。

现在从头部到脚趾，把意识扩大至整个身体。把头部、颈部、肩膀、手臂、手、胸部、背部、腹部、臀部、骨盆区、腿以及脚全部联结起来。把身体作为一个完整的有机体，感受一下，连同它的各种生理感觉、想法以及情绪。持续一会，吸气，感受整个身体的提升；继续深吸气，然后呼气，同时感受身体的下降。把身体作为一个整体感受一下。持续一会，当你结束身体扫描时，为自己完成这次体验当下的练习庆祝一下。希望你知道这是一种爱的表现，祝愿一切都祥和安宁……

以上冥想，你可以选择合适自己的一种或几种，最初可以每天选择固定的2～3个时间段来练习，每次只要15～30分钟。待熟练掌握技巧、能达到放松状态后，可以随时随地做这种练习。如果感到疲倦、心情烦躁、焦虑不安了，可以做一做冥想，只需做几分钟，就能大大改善不良情绪。研究发现，长期练习这种冥想术，人们会更少“自动化”地对外界刺激做出情绪化的反应。对于那些可能干扰到注意力集中的刺激，大脑的活跃状况也会发生变化，会更少地“一遇到事情就立刻做出情绪反应”，并且会与之保持一个合适的时间距离。

（唐娟娟）

第二十八章

安全岛技术

稳定和安全感是人天生的需要，而生活当中的创伤或伤害事件一旦发生，就会破坏当事人的安全感。这种创伤或伤害事件包括地震、洪水、火灾、交通事故等意外事件，或者暴力、虐待、抢劫、强奸、恐吓等人为伤害事件。这一次的新冠肺炎疫情对相当一部分人来说也是一种创伤或伤害事件，尤其是丧亲者。

当事人可能长时间甚至终生生活在恐惧、紧张、焦虑或痛苦的情绪中不能自拔，即使明明知道伤害或危险已经过去，自己已经处于安全的环境之中，也仍然感到危险随时都会再次降临到自己的头上，内心缺乏安全感。所以内在的安全感非常重要，内在安全岛技术就是基于这个理论，在心理创伤的干预中能发挥巨大的作用。安全岛技术可以帮助那些遭受过心理创伤并有着心情不好、紧张、焦虑和恐惧不安等不良情绪的人稳定情绪，并在一定程度上缓解焦虑，增加内心的安全感。

内在安全岛，是指在内心深处找到一个使自己感到舒适和放松的地方，它可以在家里的沙发上、被窝里，也可以在小木屋里、花园里，也可以在沙滩上，可以在地球上的任何一个地方。关键是，这个地方只有你一个人可以进入，你在这个地方是安全舒适的。这个地方应该受到良好的保护，并且有一个很好的边界。它应该被设置为一个你绝对有能力阻止未受邀请的外来物闯入的地方。真实的人，即使是亲人或好友，也不会被邀请到这个地方来。因为与亲人或朋友的关系中，也可能包含造成压力的成分。在内在安全岛上不应该有任何压力存在，只有好的、被保护的、充满爱意的东西存在。当然，如果你在进入那个地方时产生了强烈的孤独感的话，也可以找一些有用的、喜爱的物件带着。你可以按照下面的方法试着练习。做这样的练习时，你可能要花上一点时间才能找到自己的安全岛，这没关系，慢慢找好了，直到这样的安全岛慢慢地在自己的心里清晰、明确起来。

第一步：

进行10～15分钟肌肉放松训练。首先，坐在舒适的椅子上，两脚分开，与肩同宽，两脚平行，两手放在膝盖之上，双肩自然下垂，微微闭上双目，颈要直，头要正，让身体逐步放松。然后，慢慢地吸气，慢慢地吐气，腹部呼吸的方式能够让身心更容易放松。将呼吸调匀，深吸慢呼，愈慢愈好，要专注于呼吸吐纳之中。不要去管来自脑海之中的杂念，也不必去排除它，只需不断地将注意力集中在呼吸上，让呼吸的感觉充实你的意识。如此来来回回几次，自然可以进入极度的放松状态。

第二步：

现在，请你在内心世界里找一找，有没有一个安全的地方。在这里，你能够感受到绝对的安全和舒适。它应该在你的想象世界里——无论它在这个世界或者这个宇宙的什么地方……这个地方只有你一个人能够造访，你也可以随时离开；你可以带上有用的、可爱的东西……你可以给这个地方设置一个界限，让你能够独自决定哪些东西被允许带进来，但真实的人不能被带到这里来。如果你在寻找安全岛的过程中出现了不舒服的画面或者感受，别太在意这些，你应该告诉自己：现在，你只是想找一个美好的、感到舒服的、有利于康复的地方……这个安全的地方你是可以自由设计的，可以用各种你喜爱的元素来用心布置，将它布置得舒适安全。布置结束后，请在头脑里固化你的安全岛，这就是你的安全岛。

第三步：

察觉自己的感受。如果感觉有点冷，你可以想象一下，太阳出来了，照在你的身上，你的身体越来越暖和了。如果你感觉有些热，可以想象一下，现在一阵阵清凉的风吹过来，吹在你的身上……你也有可能会有消极的想象，比如："暴风雨来了，我找不到回家的路，我好害怕！"别担心，想象自己手中有一支神奇的魔棒吧！只要一挥手中这支神奇的魔棒，乌云就散去了，太阳又出来了，天又晴了。或者想象自己手中有一个像电视遥控器一样的东西，只要一按这个遥控器，眼前的画面就像电视机换频道一样，又回到原来的那个美好景象了。发挥你的想象吧！还有什么能带进来，还有什么需要增添，只要这些东西能让你感觉到安全，你就可以添加。你可以一直想象去布置你的安全岛，直到你真的感到很舒服为止。在这个安全岛里，你能掌控一切。

第四步：

请你仔细体会，你的身体在这样一个安全又温暖的地方，你看见了什么？你听见了什么？你闻到了什么？你的肌肉有什么感觉？……请你尽量调动你的视觉、听觉、嗅觉、触觉，仔细地体会现在的感受，这样你就知道，到这个地方的感受是什么样的。利用你的感官，进一步构筑你的安全岛。请反复体会在你的安全岛里面的感受。

第五步：

设置进入安全岛的姿势。如果你在你的小岛上感觉到绝对的安全，就请你用自己的躯体设计一个特殊的姿势或动作，做这个姿势或动作，你便可以随时回到这个安全岛来，比如你可以握拳，或者把手摊开。以后当你一做这个姿势或动作时，你就能快速到达你的内在安全岛。请你做这个姿势或动作，全身心地体会一下，在这个安全岛的感受有多么美好……

第六步:

收回你的这个姿势或动作，平静一下，慢慢地睁开眼睛，回到自己所在的房间，回到现实世界中。如果你很认真、明确地完成了自己内在安全岛的构建，能完全体会到安全、舒适的感觉，就可以在自己情绪状况不好的时候加以使用了。如果一次练习达不到理想的效果，可以多次练习。当能达到理想的效果时，就将此时的安全岛模式固化，形成你的独一无二的安全岛。当你伤心、难过、愤怒或焦躁时，做某个姿势或动作，你就可以进入你的内在安全岛，从而重新获得愉悦、平静的心情。

每个人构筑自己独一无二的安全岛时，都需要花费一定的时间。一旦构筑成功，在不良情绪侵袭时，能快速进入安全岛，就好比突然进入了世外桃源一般，在安全岛获得疗愈的能力，从而缓解不良情绪。

我们在此次疫情前线，利用安全岛技术，为病友和一线医护人员构筑了一个特有的温暖舒适的“心灵花园”，并制作为音频，受到了病友和一线医护人员的欢迎。

（李卫晖）

第二十九章
积极暗示法

所谓暗示，是指一个人在不知不觉中接受了他人的语言和行为的影响所产生的“认同”，这种心理过程叫接受暗示。暗示有积极、消极之分，凡使人增加力量、勇气、快乐和信心的暗示是积极暗示，反之则是消极暗示。

积极心理暗示对于一个人的成长是非常重要的。因此，人们在成长过程中，要注意加强对自己的积极心理暗示，让自己增强自信心，增强自己的自我效能感，增加学习、工作的兴趣，更好地享受生活。

积极心理暗示是一种良好的心理，能够让人热爱生活、热爱他人、热爱生命，始终保持一种昂扬向上的心态，始终充满着快乐的力量。以美国心理学家塞利格曼的《积极心理学导论》为标志的积极心理学提出要关注人的心理机能，重视人潜能的发挥，促进人的健康成长，激发与培养人的积极情绪，帮助人获得快乐与成功。

心理学家荣格说：“你的潜意识指引着你的人生，而你却称其为命运。”“当潜意识呈现，命运就被改写了。”所谓的呈现，就是将潜意识变为意识的过程。暗示是连接潜意识的通道，是改变的基石，有效的暗示可直达潜意识，修复我们以往的创伤，对我们未来的人生给予更积极的规划和影响。通过自我正面鼓励和积极暗示的强化，我们可以自我改善，从而掌握自己的人生。著名生理学家巴甫洛夫指出，积极的心理暗示能使人迅速进入一种乐观状态，这种状态可以带来认知、情感以及行为的转变，让人变得镇定，注意力集中。

不知大家是否有过这样的经历：开会或者办公时，看到周围有人打哈欠，自己也会跟着打哈欠；参加某人的追悼会时，即使关系比较疏远，也会因为现场悲伤的气氛而当场落泪；自己一个人独处时，读到一个笑话或者看到一个搞笑视频，可能不觉得有趣，但第二天听同事再次说起，并且看到周围有人发笑，自己也往往会跟着大笑。这些其实就是我们在生活中无意间接收到的心理暗示，它无处不在。从小处看，它仿佛只是影响了我们生活中的一些细节，但事实上，暗示甚至能影响我们的生理健康。一个总是怀疑自己生病的人最终可能真的会得病；一个被误诊为患上癌症的病人，由于精神垮了，可能导致病情加重，最后成了不治之症。反过来，那些早期确诊患有癌症的人，如果及时切换到乐观向上的心态，不相信癌症会打垮自己，也有痊愈不再复发的可能。

美国心理学家罗森塔尔等人于1968年做过一个著名实验，他们前往一所小学，在一至六年级各选三个班的儿童进行“预测未来发展的测验”，然后实验者将认为有“优异发展可能”的学生名单通知教师。其实，这个名单并不是根据测验结果确定的，而是随机抽取的，它是以“权威性的谎言”暗示教师，从而调动教师对名单上学生的某种期待心理。8个月后，再次测验的结果发现，名单上学生的成绩普遍提高，教师也给了他们良好的品行评语。这个实验取得了奇迹般的效果，人们把这种通过教师对学生心理潜移默化的影响而使学生取得教师所期望的进步的现象，称为“罗森塔尔效应”，习惯上也称为“皮格马利翁效应”（皮格马利翁对一尊少女塑像产生爱慕之情，最终使这尊雕像变为一个真人，两人相爱结合）。在这个实验中，受暗示的对象其实有两个：教师与学生。教育实践表明：如果教师喜爱某些学生，对他们会抱有较高期望，经过一段时间，学生感受到教师的关怀、爱护和鼓励，常常以积极态度对待教师、对待学习以及对待自己的行为，学生更加自尊、自信、自爱、自强，诱发出一种积极向上的能量，进而取得教师所期望的进步。相反，那些受到教师忽视、歧视的学生，久而久之会从教师的言谈、举止、表情中感受到教师的“偏心”，也会以消极的态度对待教师、对待自己的学习，不理会或拒绝听从教师的要求。这些学生容易一天天变差，尽管有些例外，但大趋势却是如此。通过罗森塔尔的暗示，教师认为自己班上某些学生比较优秀，未来会有很好的发展，一下子，内心的工作价值感、意义感以及自我效能感就被激发起来了。学生呢？当突然之间被老师正向对待，其实也受到了教师的暗示，他会想：“老师为什么突然对我这么关注呢？肯定是因为我很棒吧!”于是才会给教师许多正向积极的反馈，最终成全自己，在学业上突飞猛进。

细心观察，我们会发现在生活和工作中隐藏着许多运用此效应的事例，在我们的成长中从积极或消极方面影响和改变着我们。例如，在养育过程中，一个2岁的孩子给家里的某一位客人递了一颗葡萄，父母对孩子的这一行为做出积极的回应，孩子就会更开心地给家里的所有客人递葡萄，而且整个过程都很愉悦。这符合罗森塔尔效应的启示：赞美、信任和期待具有一种能量，它能改变人的行为，获得一种积极向上的动力，并尽力达到对方的期待。

要想进行有效的自我暗示，掌握一些心理暗示的方法是非常必要的。以下是常见的积极暗示方法：

（一）给自己一个微笑

不知道以下的五种表情，你最常有的是哪种？大笑、微笑、平静、不高兴、悲伤。

好好想一想，你经常见到的是自己的哪种表情？你希望自己经常是什么表情？怎样给自己更多的积极心理暗示呢？可以尝试微笑。你的微笑，首先是给自己的。当你绽开笑脸时，实际上已经在给自己一个暗示：我很快乐。微笑将驱走你的焦虑和烦闷，带来轻松、愉快和自信。每天多给自己几个笑脸，这是大家可以尝试的一种方式。

（二）寻找自己的优点

了解了自身的优点和长处，就掌握了正确规划人生的第一手材料，这是赢得成功人生的基础。每个人都有优点，要善于发现自己的优点，俗话说“知己知彼，百战不殆”，要想“不殆”，必先“知己知彼”，其中“知己”就是了解自己。发现自己的长处和优点是我们树立自信的基础，但是在不同的环境中，我们的优点和长处显露的机会并不均等，甚至可能还没有显露出来，因此，我们在评价自己的时候，可以采取场景换位的方法，寻找“立体的我”。这样我们就可能会意外地发现自己原来也有许多许多的优点和长处，我们的自信也就在不断发现中增强了。

（三）看淡消极因素

要清楚人无完人，即使自己缺点很多，也不能自卑或看不起自己。要善于欣赏自己，有缺点就尽力改正，不要害怕。每个人都有缺点，千万不要拿自己的缺点跟别人的优点比较，看淡自己的不利因素，如“人非圣贤，孰能无过”“人生难得糊涂”。

（四）设计一个鼓励自己的常用语

很多人都有自己的习惯用语，它们以很高的频率出现，比如，有人喜欢说“烦死人”，有人喜欢说“没问题”，也有人喜欢说“真有意思”。大家能从这三种习惯用语中感受三种不同的性格吗？事实上，我们在课堂上讨论的时候，很多学员都认为这三种心态分别是消极沮丧、乐观积极、豁达宽容。反之，习惯用语也能塑造人的性格，这些经常使用的口头语反反复复地暗示着自己，对人的心理产生着影响。一个豁达、乐观的口头语能让自己在灰心丧气时一下释然，那么，你欣赏什么样的口头语呢？可以尝试为自己设计一个鼓舞人心的口头语，如我挺棒、没关系……，然后反复不断练习，给自己积极的暗示。

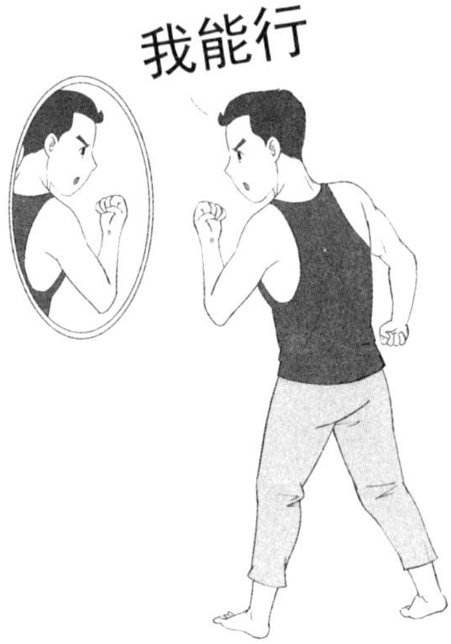

给自己积极的暗示

（五）以理想中“我”的眼睛看生活

人们都喜欢在心中设计自己未来的形象，想一想，我们理想中的自我形象是怎样的呢？

举个例子，路上有块砖头，在小爬虫看来，它是庞然大物，对我们来说，一脚踢开，小事一桩。学习、生活中的好多麻烦，如果站高一点，换个角度看，也是类似的感觉。我们希望未来的自己成熟、坚强、自信，有足够的能力处理人生事务，那么当未来的你用那双智慧的眼睛评价今天的处境时，会有什么想法呢？无疑会有一种超脱感，会有冲破障碍的信心产生。

（六）用日记肯定自己

有些国外公司会专门设一个“心理调节室”，在里面树起公司负责人的橡皮塑像，供有不满情绪的员工拳打脚踢，这使得公司人员上下和谐，其中很重要的原因就是通过这样的方式让员工情绪得到宣泄，心理能量得到释放。那么，尝试把一天的不痛快宣泄出来，就能寻得心理的平衡，而写日记是宣泄的有效方式。如果我们能够在每天结束时，对一天的成功做一小结，充分肯定，日记就起到了更重要的作用。因为，每个人在内心深处都需要喝彩，但并不是每天都有人为你喝彩，那么，就让我们为自己喝彩，这“叫好”之声能使疲惫的心灵鼓起奋争的激情。每天让自己在“成功者”的坦然中入睡，第二天一定能信心十足，干劲十足，坚持下去，就会天天都有好心情。

（七）将积极情绪与某种行为建立起联系

常听有的人说：“我洗头就感觉心情舒畅。”也有人说：“我跨上摩托车就觉得特舒坦。”他们实际上是把这些事情跟自己的心情建立了一种固定的联系，每当做这件事时，就有了对应的好心情。

这种心理暗示的方法我们也可以用到学习和工作中来，比如，相信考前洗头就一定能考出好成绩，相信每天晨练就一定能思维敏捷，相信每天晚上泡脚就一定精力充沛。经过经常性联系，每次洗头、每次晨练、每天泡脚时就产生了信心，好心情不期而至。

（八）坚持写感恩日记

感恩是面对疫情的一味良药，著名积极心理学家罗伯特·埃蒙斯（Robert Emmons）曾言：“正是在危机之下，我们才能从感恩中获益最大。”这并非一句空洞的口号，有切实证据的心理学研究证明了它的有效性。2008年，英国的心理学家对处于人生过渡期的被试者进行了长达10年的持续追踪，并同时监测他们的情绪状态。发现更懂得感恩的被试者会得到更大的社会支持，其压力指数和抑郁程度也更低。写感恩日记遵循以下原则：

（1）贵在坚持，不在多少：规律的感恩写作要比隔三岔五写好得多。一天未必要写很多，贵在持续记录。在面对大的挑战时，建议可以以天为单位进行感恩记录。

（2）注重质量，落到精细：对于细节的描写会让我们更加投入，感恩日记质量也会越高。

（3）感恩到具体的人：对人的感恩要比对事物的感恩有更多的积极情绪的唤起作用，也对自己更有益。

（4）建议用“我感恩……是因为……”句式：结构性的写作格式更容易达到感恩的效果，避免出现不必要的亏欠感。写出感恩的具体原因，比单纯表达感谢更有效果。

举例：元宵节，我在武汉武昌方舱医院支援，穿着厚重的防护服行动有些不便，在给患者发放中、晚餐时，热心的患者前来协助我，还对我说元宵节快乐，并为我们加油打气。感恩有你，正是因为你们的认可和关爱，我才有了继续战斗的勇气。

（九）关注事情的积极面

任何事情都有两面性或多面性，乐观者在每次危难中都看到了机会，而悲观者在每个机会中都看到了危难。口渴的人找到半杯水，看消极面的人说：“怎么就只半杯水？就这半杯水有什么用？”一气之下碰倒水杯，然后坐以“渴”毙；而看积极面的人说：“啊，我终于找到水了！虽然眼下只有半杯水，但有良好的开端，我一定还能找到更多的水……”于是充满了信心，最终脱离了困境。

积极暗示的形式多样，你可以找到适合自己的方式，坚持积极暗示，将给你带来积极的情绪，同时更能让你感受到温暖、感动、崇高的敬意与人性的温暖。

（唐娟娟）

第三十章

适度运动方法

“生命在于运动”这句话我们已耳熟能详，它说明想要维持自己的生活平衡，则需要让身体保持活跃状态。不但如此，运动也是缓解压力、疏泄负性情绪最简单、最有效的方法之一。运动时，大脑立刻就会感受到压力，心脏压力增大，大脑设定你在“作战”或是在“逃跑”，会释放一种名叫脑源性神经营养因子的物质，它能起到保护和修复记忆神经元的作用，就像电脑死机重启，我们运动完之后也会觉得心情放松，变得开心。与此同时，大脑会释放内啡肽（也被称为“快乐激素”），这些内啡肽将运动产生的不舒适感降至最低，减轻疼痛感，研究还称内啡肽也许与运动后的兴奋感有关。

心理学家的研究发现，5分钟的有氧运动就开始产生抗焦虑的效应了。10分钟的步行在缓解焦虑抑郁方面与45分钟的锻炼似乎没有明显差异，尽管这种快乐效应比较短暂，但起码可以维持数小时。新冠肺炎疫情形势严峻，避免外出是目前减少相互感染最有效的方式。非常时期，我们可以在家中进行适当的锻炼，这样既能够保持健康的生活方式，还有利于身心健康，提高自身免疫力，抵抗新冠肺炎。

一、居家锻炼的原则有哪些

（一）循序渐进

居家锻炼需遵守循序渐进的原则，有些人平时不注意锻炼，一开始锻炼时盲目超量锻炼，很容易造成运动损伤。有研究显示，若初次使用10千克哑铃训练超过10分钟，就很容易造成上肢的运动损伤，因此一定要循序渐进。每周训练量不要超过上周训练量的10%。如果有关节疼痛，训练量以不加重关节疼痛为准。

（二）适度适量

任何运动和锻炼都会“过犹不及”。对于膝关节疼痛患者，有时建议练习静蹲提高下肢肌肉力量，但不建议进行大角度深蹲训练，因为这种深蹲会加重膝关节软骨的磨损，建议使用小角度浅蹲的方法进行锻炼。一些喜欢登山的健身爱好者，由于不能去野外爬山，则采用上下楼梯的方法进行高强度锻炼，不提倡此种锻炼方法。因为很多楼道空气通风不足，容易残留病毒，且高强度的爬楼梯很容易造成髋、膝、踝关节的软骨磨损，造成不可逆损伤。如果出现乏力、发热等症状而居家隔离或者处于疾病恢复期，则建议暂时不要剧烈运动。

（三）切合年龄

锻炼要切合实际，尤其要根据自身特点，特别是年龄特点。中老年人如果有条件可以在家中跑步机上进行健身走，也可以蹬一蹬健身车，走一走椭圆机；年轻人则可以进行器械健身，也可以进行波比跳（立卧撑）。波比跳能高强度、短时间燃烧脂肪，进行全身锻炼，但不适合老年人，容易引起心脑血管意外。

（四）合理饮食

居家锻炼的同时也要合理饮食，尤其是过节期间，在锻炼的同时要减少摄入过度油腻的食物尤其是油炸食品，避免过度饮酒和吸烟。对于平日尿酸偏高的人群，尤其要注意避免痛风的发作。在规律运动的同时，减少酒类尤其是啤酒的摄入，减少高嘌呤食物尤其是动物内脏和海鲜的摄入。

二、室内锻炼方法多，传统保健有特色

传统保健体育是中华民族数千年来在生产、生活和与疾病做斗争中强身健体的经验总结，是我国优秀传统文化中的瑰宝，对预防疾病、强身益智、涵养道德、延年益寿、强盛民族起了重要作用。传统保健体育依靠人体自身的能力，通过调养精神和形体，起到改善人的整体机能的作用，既能养生又能防病，具有医疗和体育的双重属性。

简化后的太极拳、五禽戏、八段锦动作简单易学，是极具特色的传统保健体育项目。

（一）太极拳

经研究发现，打太极拳可以改善人体的平衡能力，无论是肢体的还是大脑的，经常练习有助于保护触觉相关的大脑区域，避免大脑在40岁之后快速退化。24式简化太极拳也叫简化太极拳，由国家体委（现为国家体育总局）于1956年组织太极拳专家汲取杨氏太极拳之精华编成。尽管它只有24个动作，但相比传统的太极拳套路来讲，其内容更显精练，动作更显规范，并且也能充分体现太极拳的

运动特点。

（二）五禽戏

“健身气功·五禽戏”源自华佗的“五禽戏”，按照“虎、鹿、熊、猿、鸟”的顺序进行动作编排，动作数量则按照陶弘景《养性延命录》的描述，每戏两动，共10个动作，分别仿效虎之威猛、鹿之安舒、熊之沉稳、猿之灵巧、鸟之轻捷，力求蕴含“五禽”的神韵。

（三）八段锦

八段锦功法是一套独立而完整的健身功法，起源于北宋，至今已有约900年的历史。古人把这套动作比喻为“锦”，意为五颜六色、美而华贵，体现其动作的舒展优美，认为其“祛病健身，效果极好；编排精致，动作完美”。现代的八段锦内容有所改变，此功法分为八段，每段一个动作，故名为“八段锦”。练习时不需要器械，不受场地局限，简单易学，节省时间，适宜男女老少，作用极其显著，能强身健体，增强免疫力。

三、室内运动的其他选择

（一）跳韵律操

跳韵律操不但可以针对身体某一部位进行锻炼，还有助于塑造完美的身体曲线，简单易行又没有场地限制。此外，还可以在焦虑的环境里，为家里增加一点活跃的气氛，让自己每天更有活力。

（二）举哑铃

举哑铃可以起到瘦手臂的效果，需要对手臂进行塑型的人可选择举哑铃。要注意的是，选择的哑铃重量须适合自己，太轻没有作用，太重则会长肌肉。选择曲臂能举起，感到用力但不费力的较为适宜。

（三）挺进步行

左脚向前迈进一大步，然后慢慢放低右膝盖，直到它几乎与地面接触。注意左膝盖要成90度，把身体重心压向左脚，再站起身来把右脚靠向左脚。然后换右脚迈向前方，重复之前的动作，每只脚做8次。如果刚开始有些困难，可在原地做挺进运动，每侧身体做8次，然后换另外一侧身体重复做。

（四）蜷缩起坐

双臂交叉紧抱胸前，双腿弯曲，脚后跟距臀部30～50厘米，脚掌放平，脚尖勾住家具底沿，上身向后平躺；起来时躯干和头部前倾，尽量碰触脚尖勾着的家具。1分钟里不间断地尽力重复。这一动作能强健腹部肌肉，避免脊椎下端疼痛，让你保持良好的身姿。

（五）3分钟踏跳

在地板上放一只小板凳或一捆报纸，高度约30厘米，先将右脚踏在板凳上，左脚踩地，然后双脚同时交换位置——左脚踏凳，右脚踩地，这样交替进行，每分钟做24次。这种方法可以锻炼心脏对持久类活动的反应，减少心脏受损害的危险。

（六）体转运动

左脚向左一步，同时双臂侧举，上体左转90度，左臂于体后屈肘，手背贴腰，右臂胸前平屈，手指触左肩，双臂伸直，经前成左臂胸前平屈、右臂侧举，同时上体右转180度，眼看右手，然后还原成直立，左右各转4次，共做2组。

（七）体前屈

站立、抬头、挺胸、双肩打开，双脚分开与肩同宽，双手放于背后伸直，交叉握拳，上身慢慢前倾与身体呈90度角，再将交叉的双手往上抬，注意胳膊不要弯，然后身体继续向下，胳膊与身体同步，用力往下压胳膊，使身体尽量地向腿部靠近，整个过程中腿尽量不要弯，共做8次。

（八）跳绳

跳绳是一项老少皆宜的健身运动，主要锻炼小臂肌肉、腿部肌肉和脚腕力量。当有足够的空间时，跳绳可以随时随地进行。

（九）拉伸锻炼或瑜伽

拉伸和健美锻炼不够剧烈，不像有氧锻炼那样能增强心血管系统功能，但可以用来加强肌肉力量和灵活性，并保持关节健康。拉伸锻炼需要坚持30分钟左右。瑜伽运动是一个有很好平衡性的拉伸训练，配合呼吸放松。初学者可以采用以下10个简单的瑜伽体式：幻椅式、鹰式、站立前屈、三角式、下犬式、猫牛式、坐姿脊柱扭转、反台式、眼镜蛇式和小桥式。

四、室内锻炼注意事项

（1）新冠肺炎暴发正好在冬春季，天气严寒，进行室内锻炼需要注意通风保暖，做好热身运动，以免受凉感冒。室内环境相对封闭，空气的流通性较差，人们的活动易引起室内空气污染；运动过后身体血液循环加快，需要大量供氧，空气不流通会导致头昏脑涨、恶心等缺氧症状。因此，室内锻炼时应保持通风良好，以便能呼吸新鲜的空气，但也不能有穿堂风，让凉风对着自己吹。室温最好保持在15～20℃。室内最好保持清静，可随着轻松、美妙的音乐进行锻炼。

（2）室内运动开始前应充分热身，动作不宜太剧烈。另外，室内进行健身锻炼的空间应相对宽敞些，周围尽量不要放置易爆及边角较锐利的物品，以免碰伤。因空间的限制，动作太大易导致室内物件的损坏和人员误伤等。

（3）室内运动过后不宜立刻洗澡。在室外运动往往还有一个漫步缓冲的过程可以让人平静下来，心脏起伏慢慢平稳，而室内运动后很多人没有等待或休息一会就立刻冲凉洗澡，导致身体冷热交替，多余热量无法正常排出，易造成感冒和血管破裂等危害。

（汪健健）

后 记

庚子年春节，新型冠状病毒肺炎疫情暴发。由此，举国上下，众志成城，掀起了一场惊天地泣鬼神的抗疫大战。白衣战士又一次义无反顾地冲到了前线，无惧生死，尽其所能，救治一个个鲜活而脆弱的生命。值得关注的是，这群医务人员中有一支叫作“援鄂国家心理医疗队”的特殊队伍，承担起为新冠肺炎患者、长时间隔离在家的民众甚或是一线的医务人员实施心理救援的任务。这其中的缘由是病毒不仅带来了躯体器官的病理损害，同时也会让人产生恐慌、焦虑、抑郁等心理损伤。在救治躯体症状的同时，也要关注上述这些波及范围更广、危害同样严重的心理问题。

国家把这次新型冠状病毒肺炎列为乙类传染病，按甲类传染病处置。针对新冠病毒的主要传播途径之一——呼吸道飞沫传播，戴口罩是切断传播途径、保护易感人群最为直接和有力的措施。那么同理，人们的心理状况是否也有这种切实可行的防护办法呢？《给心灵戴上“口罩”——应对新冠肺炎疫情心理疏导》一书应运而生，力图为人们的心理健康戴上“心灵的口罩”。

本书的作者几乎均来自武汉抗疫一线，除呼吸、感染、麻醉和危重症等专科医生外，还有精神科医生及其他心理工作者，身临其境、感同身受的经历和体验让作者能将在实际工作中积累的直接经验和体会呈现给大家，这就让本书具备了较强的说服力和可操作性，并具有较强的指导意义。书中很多经典案例都来自定点医院、方舱医院、隔离点的患者和一线医务人员，以及长时间自行居家隔离等人群，临床表现涵盖了从失去亲人的居丧反应，到疾病症状控制不满意、核酸检测数次不能转阴带来的恐慌，再到焦虑、抑郁、失眠、疑病等一系列或轻或重的心理问题。一反过去心理辅导书籍通篇清一色的心理专业知识的常规，本书以介绍心理疏导知识为重点内容，在此基础上，同时介绍了新冠肺炎的病毒学特征、临床表现和诊断治疗方法，增进人们对该病的了解，让人们从对该病的未知而导致的极度恐慌，到了解该病的发生、发展、结局后如释重负、坦然面对。值得进一步提出的是，新冠肺炎是一种新发的重大传染性疾病，针对新冠病毒的传染性，来自感染科的专家撰写了《新冠肺炎的防治》一章，包括了日常生活中、居家自我隔离时、疑似患者就医时等的注意事项及其护理，让人们知道日常生活中的每一个防护细节，有效地保护自己。

作为本书的主要内容，本书中篇和下篇力求全面而实用地介绍了心理评估和疏导的各种技术和方法，按不同人群进行了具体而有针对性的评估与处理建议，包括确诊或疑似患者以及他们的家人、医护人员和其他一线工作者、普通大众等不同人群。尤其是对于在这场疫情中不幸丧失亲人的群体，单列一章《天堂的亲友还好吗？——痛失亲友者的心理及其疏导》，帮助他们从极度悲伤中走出来，回归正常生活轨道。另外对于孕妇、学生及心理疾病患者等特定人群在这场突发疫情中遇到的问题，也在不同章节中给予了非常详尽的建议。

本书既介绍了新冠病毒肺炎的生物医学知识，同时也给出了心理问题的评估与干预办法，完美地对接了现代医学的生物-心理-社会模式，是一本值得推荐给广大民众，使之全方位地做好疫情中及疫情后的身心防护的全面而通俗易懂的科普读物。在此必须提到的是，此次战“疫”中借助网络平台开展的远程心理评估和干预的“互联网+心理服务”模式，包含微信二维码及小程序在线评估、热线电话及视频线上干预、网络平台公益讲座、电子书等多种形式，此种模式或将成为未来最为广泛而便捷的心理服务模式。本书未对此做详细介绍，读者们可以自行关注网络平台的相关信息。

作为本支医疗队年龄较大的老队员之一，我与全国数万同道、战友们一起逆行至抗疫前线，尽己之力帮助患者及医护人员解决心理问题。与此同时，我也被医者的勇敢敬业、患者的坚忍不拔、志愿者的无私奉献和居家隔离者的默默坚守所感动，这一切将成为我人生难以忘怀的记忆……

盼山河无恙，愿人间皆安。

谭立文

2020年2月于武汉武昌方舱医院